岐黄学者王新志学术思想与经验辑要

王新志教授
通腑法治疗脑病临床经验

主编 ◎ 刘向哲　杨国防

总主编 ◎ 王新志

全国百佳图书出版单位
中国中医药出版社
·北京·

图书在版编目（CIP）数据

王新志教授通腑法治疗脑病临床经验/刘向哲，杨国防主编.—北京：中国中医药出版社，2023.5
（岐黄学者王新志学术思想与经验辑要）
ISBN 978-7-5132-7453-1

Ⅰ.①王… Ⅱ.①刘… ②杨… Ⅲ.①脑病—中医临床—经验—中国—现代 Ⅳ.① R277.72

中国版本图书馆 CIP 数据核字（2022）第 032328 号

中国中医药出版社出版
北京经济技术开发区科创十三街 31 号院二区 8 号楼
邮政编码　100176
传真　010-64405721
三河市同力彩印有限公司印刷
各地新华书店经销

开本 710×1000　1/16　印张 12　彩插 0.75　字数 181 千字
2023 年 5 月第 1 版　2023 年 5 月第 1 次印刷
书号　ISBN 978-7-5132-7453-1

定价　58.00 元
网址　www.cptcm.com

服　务　热　线　010-64405510
购　书　热　线　010-89535836
维　权　打　假　010-64405753

微信服务号　zgzyycbs
微商城网址　https://kdt.im/LIdUGr
官方微博　http://e.weibo.com/cptcm
天猫旗舰店网址　https://zgzyycbs.tmall.com

如有印装质量问题请与本社出版部联系（010-64405510）
版权专有　侵权必究

《岐黄学者王新志学术思想与经验辑要》丛书编委会

总主编 王新志

编　委（按姓氏笔画排序）

　　马驰远　王　灿　王　博　王小燕

　　王玉华　王晓丽　王菁婧　乔战科

　　刘向哲　刘彩芳　许可可　孙永康

　　杨国防　杨海燕　宋艳芳　张亚男

　　张鲁峰　林燕杰　赵　敏　荆志伟

　　路永坤

《王新志教授通腑法治疗脑病临床经验》
编委会

主　编　刘向哲　杨国防

副主编　杨海燕　路永坤　马驰远　张亚男

编　委　王晓丽　乔战科　孙永康　宋艳芳
　　　　荆志伟　张鲁峰　王菁婧

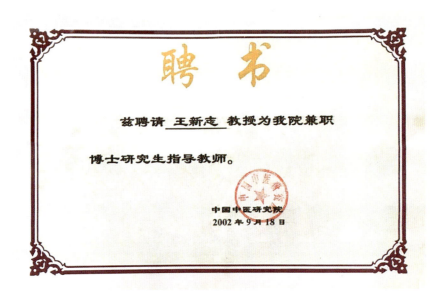

中国中医研究院（现中国中医科学院）博士研究生导师聘书

岐黄学者工作室

王序

当前，全球经济发展迅速，人民生活水平不断提高。追求经济利益最大化的价值取向对人类生存的自然环境和社会环境产生了极大影响，导致人类的生活方式和社会行为都发生了很大变化，由此带来了种种健康和社会问题。中医药学是中国传统文化的瑰宝，是世界上唯一全面、系统传承下来的医学。中医学者们必须有文化自觉，要继承中医学的原创思维与优势，以"治未病、辨证论治"为核心，面对各种难治病，应善于借助循证医学、叙事医学及医学统计学等不同学科，多元化、多层次地设计观察评估出共识疗效，这是当今医学的总体任务。

岐黄学者王新志教授，现任河南中医药大学第一附属医院国家区域中医（脑病）诊疗中心学术带头人，主任医师，国家二级教授，博士研究生导师，享受国务院政府特殊津贴专家，第五批、第七批全国老中医药专家学术经验继承工作指导老师，全国名老中医药专家传承工作室导师。从医40余载，学验俱丰，是国内著名的中医脑病专家。王新志教授提出的"脑病胃治"理论，具有中医原创思维，对于脑病的诊治具有重要的指导作用，值得很好的总结和研究。

中医学具有科学与人文的双重属性，中医学与中国传统文化有着千丝万缕的联系。从文谈医，字里藏医，字里藏义。"一肚子坏水""心知肚明""大腹能容"都是大家经常听到说到的词语，实际上大家都明白，这些话语指的是大脑所思所想、大脑很明白、思想有包容性，都是大脑的功能体现。在以上形象的比喻里面，古人可能也认识到了"腹"与"大脑"之间具有一些未知的联系。

脾胃为后天之本，气血生化之源，气机升降之枢纽。脾胃运化正常，后天之精充沛，脏腑气血得养，气机升降有序，人体状态健康平衡。脾藏意，意指人类所具有的高级思维、意识活动，其与脾胃功能强弱有密切关系。脾升胃降，清阳出上窍，浊阴出下窍，脾胃和则清阳得升，脏腑得养，耳聪目明，思维敏捷，浊阴得出，脏腑和利，"元真通畅，人即安和"。可谓"得脾胃者得天下""得中焦者得健康"。所以，中焦脾胃功能，对人体健康及大脑功能至关重要。

西医学也充分认识到胃肠与大脑之间的重要关系，提出"肠神经系统、脑肠肽、脑肠轴、脑肠互动"等概念，甚至提出神经胃肠病学的理论。胃肠与大脑密不可分，中医学"脑肠相通"学说的提出，西医学神经胃肠病学的建立，脑肠肽以及脑肠轴的发现，更揭示了大脑与胃肠在生理上相互依赖、相互协调，病理上相互影响，在临床辨证论治时一定要综合分析，全面考虑，体现中医学的整体观念。

胃肠属腑，以通为用。《说文解字》云："通，达也。"《易经》云："往来不穷谓之通……推而行之谓之通。""通"是自然万物正常发展的必要条件。保持腑气畅通，是维持机体健康的重要条件。"通腑法"思想理论最早可追溯至《内经》，张仲景《伤寒论》将其应用于临床实践，深化于晋唐时期，金元四大家进一步发展了理论应用，完善于明清温病学派诸家，经由现代医家的不断补充发展，形成了一套相对完整、系统的临床理论体系，广泛应用于临床，成为临床不可缺少的重要治疗法则。简而言之，病在大脑，治在胃肠，利在中枢，辅在四旁。

名老中医学术传承是利国利民的千年大计，关乎中医药事业的永续发展，需要一代一代学人不懈努力。《王新志教授通腑法治疗脑病临床经验》一书，是其门人刘向哲等弟子将王新志教授数十载学术思想精华"脑病胃治"等相关研究成果整理成册，实属可贵。该书系统介绍了王新志教授"下法"治疗脑病临床经验及学术思想，兼顾当前国内外与脑病相关的通腑法中西医研究新进展、新理论、新技术，特色鲜明，具有指导性、实用性和启发性。对于传承弘扬名老中医学术思想，创新发展中医药理论具有积极的推动作用，故欣然为序，以益后学，并造福广大患者为盼。

希望团队的每个成员都应具有为团队修身、为事业出力的品行，不辜负新时代、新要求，不忘初心，再接再厉，为中医事业的发展作出自己的贡献。

中央文史研究馆馆员

中国工程院院士

中国中医科学院名誉院长

王永炎

2022年2月于北京

张序

2020年，新型冠状病毒肺炎（简称新冠肺炎）疫情在全球肆虐，给经济社会发展和人民健康带来了巨大创伤。作为首当其冲的我国，在党和政府果断决策、英明指挥下，充分发扬中西医结合、中西药并用的优势，取得了抗击疫情的阶段胜利，成为中国方案的亮点，受到海内外广泛关注。

当下，中医药发展正走在复兴之路上，"传承精华，守正创新"是新时代主题，更是中医药自身发展的要求。中医药是中华民族的瑰宝，也是打开中华文明宝库的钥匙，具有独特的理论体系和疗效优势，在治未病中的主导作用、重大疾病治疗中的协同作用和疾病康复中的核心作用日益凸显，已成为建设健康中国的重要力量。

中医药的核心是中医思维。传承精华，就是要传承中医药天人合一的整体观念、辨证论治的诊治方法及七情和合的复方治疗模式等，同时传承中医的大医精诚精神。但传承的同时，还要守正创新，要在坚守自身理论体系、遵循中医药规律的前提下，自觉吸收、主动融入现代科技之中，不断创新发展，让中医药学真正做到历久弥新，学术长青。

各个学科都有传承发展的问题，但对中医药来说更加重要。传承是中医药发展的重要形式，师徒相授、知识代传、医案典籍、学术流派，延续了学术的生命；守正是中医药发展的基础，没有基础就如空中楼阁般虚幻缥缈，就没有了根基和方向。重视传承工作就抓住了根本，事业越是发展，我们越要坚守中医思维特点这条底线。几千年来，中医药薪火相传，历史悠久，但其理念并不落后，现代生命科学很多难题都可以从中医药宝库中找到解决方法。只要我们带着临床实践中的问题研究经典，按历史的脉络进行梳理,不但能总结学术发展演变过程,还能掌握多种破题的思路和方法,并接受实践的检验,在检验中不断修正提高。

整理名老中医的学术思想和临床经验,是中医药传承创新的较好方法,也是名老中医应有之责和担当所为。在这方面,王新志教授为学界做出了探索和示范。岐黄学者王新志主任医师,为国家二级教授,博士研究生导师,享受国务院政府特殊津贴专家,第五批、第七批全国老中医药专家学术经验继承工作指导老师,全国名老中医药专家传承工作室导师,现任河南中医药大学第一附属医院脑病医院院长、河南省中医药学会脑病专业委员会主任委员,曾任中华中医药学会脑病分会副主任委员等学术兼职。其从医40余载,学验俱丰,是国内著名的中医脑病专家。

由王新志教授主编的《岐黄学者王新志学术思想与经验辑要》系列丛书,通过大量鲜活的临床病案,系统总结了他治疗脑病的学术思想及临床经验。其著以经典理论结合个人临床经验,特色鲜明,重点突出;所录医案配伍严谨,处方轻灵;兼顾当前国内外与脑病相关的中西医研究新理论、新进展,具有很强的实用性和可读性,也是王新志教授数十载临床经验和学术思想精华的集中反映,他们融汇中西、理论联系实际的治学方法和创新意识给后学以启迪和借鉴。今日出版,实属可贺,值得广大医务工作者及医学院校学生学习。

《岐黄学者王新志学术思想与经验辑要》系列丛书以突出临床指导性、实用性为特色,对于宣扬和传承中医药学术理论、提高脑病临床诊疗水平具有重要的参考价值,同时为名老中医学术思想的传承创新提供了宝贵经验,特为之序!

中国工程院院士
天津中医药大学校长
中国中医科学院名誉院长

张伯礼

庚子年·仲秋

前言

本丛书概括了我从医四十余年的临床经验和学术观点,其中梳理自己求学、临证、科研、带教等经历,体会良多。这些经历对自身临床经验的积累、学术观点的形成均产生了重要影响,希望能为各位同道提供参考。

我于1978年考入河南中医学院医疗系本科,在各位恩师的殷切教诲和引领下,始入岐黄之门;后辗转多地,求学于多位名医大家,受各家启迪而始晓中医之堂奥;四十年从事一线临床工作,从无畏、无知,渐能知常达变、圆机活法,方得些许感悟;同道相求,各抒己见,常有茅塞顿开之感;正可谓"昨夜西风凋碧树,独上高楼,望尽天涯路"。医路渐行渐远,深知一人之渺小,即使倾毕生之力,也难以洞彻中医之大道也。今将从医数十年之经验和体会整理出来,或可微丰岐黄之道,惠及世人,则吾愿足矣。

迄今,我已培养90余名硕、博士研究生,这意味着是90乘"n"次的学术思考,这些都给我带来了良多启发。近年来,我多次受邀于各地进行学术讲座,在备课过程中翻阅中医典籍,关注当前研究动态,无形之中也使自身知识得到积累与提高;讲课过程中结合临床实践,举一反三,又是对知识的夯实和巩固。老师又谓先生、教习。先生者出生在先,是为岁长而并不能说明就一定强于学生,只是更能扬清厉俗;教习者既教又习,即教学相长。由此深感"教人就是教己,输出就是输入"。

数十年岐黄之路,我对"读经典、做临床、拜名师"深有感悟,只有读书、临床,再读书、再临床、再感悟,才能从"看山是山、看水是水",到"看山不是山、看水不是水",再到"看山仍是山、看水仍是水"的学术思维境界。我的经验除来自老师、同行、学生，还有患者，诊治的患者积累到一定数量，经验自然就出来了。从医以来，我深感患者也是最好的老师，如对顽固性便秘的治疗，患者未有其他不适，攻下恐伤及正气，扶正怕过补壅滞，且对药物依从性差；后患者在民间多方询问，得知生土豆榨汁有良好通便效果，为通便"偏方"，用后便秘果然痊愈。后转述于我，临床每用之多有效，由此可见与患者交流、向患者学习的重要性。

近年来，随着临床经验的积累，我逐渐认识到社会心理因素在疾病产生、发展中的重要作用。先贤云"百病皆生于气"，情志、心理异常可导致各种疾病的产生，临床上诸多疾病亦常伴有精神情志障碍，且更为隐匿。我总结为"百病皆生于气、百病皆生气"，情志病"躯体化""隐匿化"。对情志、心理疾病的重视，使我更加重视从整体审察患者，坚持以"整体为主，局部为辅"的原则，明显提高了临床疗效。此可能是从医者"众里寻他千百度，蓦然回首，那人却在灯火阑珊处"的治学境界。化繁为简，返璞归真。

在此衷心感谢恩师中国中医科学院王永炎院士、"人民英雄"国家荣誉称号获得者张伯礼院士为本书作序。我早年有幸听从两位院士教导，他们医技精湛、医德高尚、硕望宿德，拥有大医情怀，是我辈学习的楷模。愿两位先生松龄长岁月，鹤语寄春秋。

每一位门人都是其老师学术思想的践行者、享用者、拓展者和完善者。感谢我的门人及学生赵敏、刘向哲、毛峥嵘、杨海燕、王彦华、周红霞、杨国防、路永坤、关运祥、许蒙、康紫厚、朱盼龙、赵慧娟、张艳博、彭壮、张亚男、许可可、赵俊朝、陈俊华、王小燕、汪道静、刘彩芳、林燕杰、王孟秋、张鑫、王飞丽、吴芳芳、王灿、王博、孙永康、徐方飚、孙田烨、李明远、崔馨月、潘媛媛、宋研博等人协助整理本丛书，为丛书的出版付出了艰辛的劳动。

洋洋洒洒，字已过千，念及于此，感触良深。拙作虽简，半生心血，粗鄙偏颇，恭聆指正。

王新志

庚子年重阳于郑州

编写说明

随着我国社会经济的快速发展，特别是党和国家对于中医药事业的日益重视，中医药学的发展迎来了天时、地利、人和的大好时机。最近十几年，国家已先后组织了七批全国名老中医学术经验继承工作。名老中医的学术思想和临床经验是中医药学的宝贵财富，继承好、发展好、利用好这些瑰宝，助力中医药事业发展是中医药工作者的历史担当。西医学强调循证，循证医学的关键在于高质量的临床证据。中医学及中医教育有其自身的特点和发展规律，名老中医学术经验是获取临床证据的重要来源。"读经典，跟名师，做临床"，整理和研究名老中医临床经验和学术思想是中医人成长的必由之路。

王新志教授在长期的临床实践中，对脑病的病因病机和证治规律有着深刻的认识。提出"上病下取，脑病胃治"理论。重症中风病急性期强调肺失宣肃、腑气不降、窍闭神逆、神不导气为其关键，从而注重通腑化痰。并以此理论为指导，研制出中药"中风星蒌通腑胶囊"，临床疗效显著，获得国家发明专利及国家药品监督管理局新药临床批件。王新志教授认为中风急性期辨证时以风痰血瘀、毒热腑实证居多，应以通腑化痰、活血化瘀、解毒通络作为中风痰热腑实证的重要治则。提倡通腑化痰调气机、通腑泄热平肝阳、通腑化瘀息肝风。同时，把该法推广应用到众多内科脑病的治疗中，均获得显著效果。王新志教授还提出通腑化痰、培土生金治疗卒中相关性肺炎的学术观点，拓展了"肺与大肠相表里"及"培土生金杜绝生痰之源"理论在脑病中的运用。故本书以"通腑法治疗脑病"为切入点，系统总结王新志教授临床实践经验，对于学习和传承名老中医学术思想具有重要的参考价值。

王新志教授医术精湛、医德高尚，我辈弟子有幸常年跟随老师侍诊学习，听其教诲，观其临证，多有心得体会。今把平时所学整理成册出版，不仅是中医药传承创新发展的需要，也希望能够启发后来学者，借鉴前辈经验，造福广大患者，功莫大焉！

本书共分八章，包括胃肠与大脑的生理病理关系、通腑法的形成与发展、通腑法的特点和作用原理、通腑法的应用原则、通腑法的种类和应用方法、通腑法的适应证和禁忌证、王新志教授通腑法临证医案、通腑法临床常用方剂等内容。本书以王新志运用通腑法治疗脑病为切入点，系统总结了全国名老中医王新志教授临床实践经验，对于学习和传承名老中医学术思想具有重要的参考价值。适合中医临床医师和中医院校学生阅读参考。

本书编写过程中，王新志教授对全稿进行了认真的审核，并对全书结构、内容等提出了修改建议。王永炎院士、张伯礼院士欣然为本书作序，研究生王晓丽、乔战科、宋艳芳为本书的编写等提供了大力协助，在此一并表示感谢。同时也衷心希望所有同人提出宝贵意见，以臻完善。

《王新志教授通腑法治疗脑病临床经验》编委会
2022年1月

目录

第一章　胃肠与大脑 …………………………………… 1
　　第一节　生理关系 …………………………………… 1
　　第二节　病理关系 …………………………………… 6
　　第三节　胃肠与大脑中西医相关研究进展 ………… 10

第二章　通腑法的形成与发展 ………………………… 14
　　第一节　通腑法的内涵 ……………………………… 14
　　第二节　通腑法的历史沿革 ………………………… 15
　　第三节　通腑法中西医相关研究进展 ……………… 22

第三章　通腑法的特点和作用原理 …………………… 26
　　第一节　通腑法的特点 ……………………………… 26
　　第二节　通腑法的作用原理 ………………………… 30

第四章　通腑法的应用原则 …………………………… 37
　　第一节　辨病与辨证相结合 ………………………… 37
　　第二节　重视临床辨证论治 ………………………… 39
　　第三节　中西医结合治疗 …………………………… 41

第五章　通腑法的种类和应用方法 …………………… 43
　　第一节　化痰通腑法 ………………………………… 44
　　第二节　通腑泄热法 ………………………………… 47

第三节　疏肝利胆通腑法 ················ 49
   第四节　温阳通腑法 ···················· 51
   第五节　化瘀通腑法 ···················· 52
   第六节　滋阴通腑法 ···················· 54
   第七节　通腑开窍法 ···················· 56
   第八节　理气通腑法 ···················· 56

第六章　通腑法的适应证和禁忌证 ············ 58
   第一节　通腑法的适应证 ················ 58
   第二节　通腑法的禁忌证 ················ 73
   第三节　通腑法的使用注意事项 ·········· 77

第七章　王新志教授通腑法临证医案 ·········· 79
   第一节　化痰通腑法医案 ················ 79
   第二节　通腑泄热法医案 ················ 102
   第三节　疏肝利胆通腑法医案 ············ 109
   第四节　温阳通腑法医案 ················ 115
   第五节　化瘀通腑法医案 ················ 121
   第六节　滋阴通腑法医案 ················ 125
   第七节　通腑开窍法医案 ················ 132
   第八节　理气通腑法医案 ················ 136

第八章　通腑法常用古方 ···················· 142

参考文献 ·································· 153

附录 ······································ 158
   一、获奖项目目录 ······················ 158
   二、著作目录 ·························· 161
   三、代表性论文目录 ···················· 162
   四、培养博士、硕士研究生及拜师弟子 ···· 169

第一章 胃肠与大脑

第一节 生理关系

整体观念是中医学理论体系的主要特点之一。中医学认为人体是一个有机整体，构成人体的各个部分在结构与功能上是完整统一的，各个脏腑、形体、官窍相互关联、相互制约。

人体自身在生理、病理上具有整体性。生理上的整体性主要表现为五脏一体观，人体五脏、六腑、形体、官窍等以五脏为中心，通过经络"内属于腑脏，外络于肢节"，构成五脏系统，胃肠与脑由五脏相联系；形神一体观，人的形体与精神互为依存，不可分割。不管是从生理上还是病理上，人体主管后天水谷的胃肠与位于人体之首主管先天之精的脑都是密不可分的。

一、各脏腑生理功能

1. 胃的生理功能

《灵枢·本输》中说："大肠、小肠皆属于胃，是足阳明也。"大小肠与胃一样在运化水谷方面具有重要作用，与胃属于同一体系。《难经·四十四难》云："胃为贲门，太仓下口为幽门，大肠小肠会为阑门，下极为魄门。"胃与大小肠同属六腑，共同"传化物"参与人体后天水谷精微的输布吸收与糟粕的排泄。《素问·经脉别论》云："饮入于胃，游溢精气，上输于脾，脾气散精，上归于肺，通调水道，下输膀胱。水精四布，五经并行，合于四时五脏阴阳，揆度以为常也。"饮食物入口，经过食道入胃，在胃中受纳腐熟后，下传于小肠，经小肠的分清泌浊，清者为水谷精微、津液，由脾吸收，转输于其他四脏，营养全身；浊者为糟粕，下传于大肠，经大肠燥化与传导形成粪便排出体外；脏腑代谢形成的浊液，则经三焦注入肾与膀胱，在肾气的蒸化作用下形成尿液排出体外。《素问·六节藏象论》中说："脾胃大肠小肠三焦膀胱者，仓廪之本，营之居也，名曰器，能化糟粕，转味而入出者也。"《脾胃论》言："大肠、小肠受胃之荣气，乃能行津液于上焦，灌溉皮肤，充实腠理。"胃肠合作，共司人体水谷精微的吸收和排泄。

胃是人体进行饮食和消化吸收的重要脏器，主要生理功能是受纳腐熟水谷，胃主通降，喜润恶燥，与脾同属中焦，足阳明胃经与足太阴脾经相互络属。

胃为水谷之海，有"太仓"之称。饮食从口而入，经过食管进入胃中，由胃接受和容纳，暂时贮存，是胃受纳功能的体现。《类经·藏象类》说："胃司受纳，故为五谷之府。"胃的受纳功能，既是胃腐熟水谷的基础，又是饮食物消化吸收的基础。容纳于胃中的食物，经过胃气的腐熟，一部分精微被吸收，由脾气转输，营养全身，另一部分形成食糜，下传入小肠进行进一步消化，正如《医原》所云："人纳水谷，脾化精微之气以上升，小肠化糟粕传于大肠而下降。"

中医学认为脾胃为后天之本，气血生化之源，气机升降之枢纽。脾胃运化正常，后天之精充沛，脏腑气血得养，气机升降有序，人体状态健康平衡。《内经》曰："上焦如雾，中焦如沤，下焦如渎。"即是对人体气血津液产生、运输、排泄的客观描述，中焦气化升降是三焦功能正常运行的关键环节。饮食营养和脾胃的消化功能，对人体生命和健康至关重要，所以《素问·平人气象论》说："人以水谷为本，故人绝水谷则死。"

2. 小肠的生理功能

小肠包括十二指肠、空肠和回肠。位于胃与大肠之间，上口与胃在幽门相接，承胃吸收其精微，下口与大肠在阑门相连，启大肠传其糟粕，主受盛化物和泌别清浊。

《类经·藏象类》说："小肠居胃之下，受盛胃中水谷而分清浊，水液由此而渗于前，糟粕由此而归于后，脾气化而上升，小肠化而下降，故曰化物出焉。"《医学入门》言："凡胃中腐熟水谷，其滓秽自胃之下口，传入于小肠上口。"小肠接受胃腑下传的食糜而受盛，进一步消化化为精微和糟粕，称为化物。

食物在小肠进一步消化的过程中，食糜被分为清浊两部分，清者精微由小肠吸收，经脾气转输至全身，浊者糟粕则下传至大肠。小肠在吸收水谷精微的同时，还吸收了大量的水液，参与人体的水液代谢，故有"小肠主液"之说。

3. 大肠的生理功能

大肠包括结肠与直肠，为六腑之一，生理功能主要为传化糟粕，主津。《素问·灵兰秘典论》云："大肠者，传导之官，变化出焉。"

大肠承接小肠泌别清浊的功能，接受由小肠下传的食物残渣，重吸收残渣中多余的水液，参与调节体内的水液代谢，机体所需之水，大部分是在小肠、大肠被吸收的。故有"小肠主液、大肠主津"之说。来自小肠的食物残渣经由大肠形成粪便，通过肠气的运动，将粪便传送至大肠末端，经肛门排出，完成大肠传化糟粕的功能。

五脏浊气赖大肠之传导，大肠腑气通畅，浊气出，精汁藏，则脏腑得养，脾可升，胃可降，肺可治节，肝可疏泄，人体气机升降出入正常，神志活动得以正常运行。魄门是五脏排浊的重要出口，姚止庵说："肛为大肠之尽窍……六腑受应脏之浊气，转输而下，必由肛出。"魄门启闭功能正常，又能协调脏腑气机之升降，正如张琦提出"为五脏使者，魄门失守则气陷而神去，故五脏皆赖以启闭，不独糟粕由之以出也"，否则会影响五脏六腑、上下内外的协调统一。

西医学认为，排便动作受大脑皮质控制，人们可以用意识来加强或抑制排便。若对便意经常予以抑制，则可使直肠壁对粪便压力的刺激敏感性降低。如果粪便在大肠内停留时间过久，水分吸收过多而变干硬，则引起排便困难，这是产生便秘的最常见原因之一。

4. 脑的生理功能

脑为奇恒之腑，有"元神之府"之称，《素问·五脏生成》云："诸髓者，皆属于脑。"《灵枢·海论》云："脑为髓之海。"故脑又有"髓海"之称。脑为人神之所居，清窍之所在。脑的主要生理功能为主宰生命活动，主司精神和感觉。

《灵枢·本神》曰："两精相搏谓之神。"《本草纲目》说："脑为元神之府"，元神藏于脑中，主宰人体生命活动。元神由先天之精所化，来源于先天。"《灵枢·经脉》云："人始生，先成精，精成而脑髓生。"元神藏于脑中，主宰生命。

《医学衷中参西录》言："脑中为元神，心中为识神。元神者，藏于脑，无思无虑，自然虚灵也；识神者，发于心，有思有虑，灵而不虚也。"心藏神，主神志，脑为元神之府，主司精神活动，脑与心共同主管人的思维。《医林改错》说："灵机记性不在心而在脑。"《本草备要》曰："人之记性皆在脑中。小儿善忘者，脑未满也；老人健忘者，脑渐空也。凡人外见一物，必有一形留于脑中。"《类证治裁》说："脑为元神之府，精髓之海，实记性所凭也。"人的思维意识是在脑中元神的调控下，将客观事物反应于人脑的结果。

人体精神活动由五脏主司，故有"五神脏"之说。《素问·宣明五气》曰："心藏神，肺藏魄，肝藏魂，脾藏意，肾藏志。"《灵枢·本神》中又说："肝藏血，血舍魂……脾藏营，营舍意……心藏脉，脉舍神……肺藏气，气舍魄……肾藏精，精舍志。"神虽分藏于五脏，但由脑所主之元神来调节和控制。脑为人体精神活动的枢纽，具有调节精神、思维、意识的功能，"为一身之宗，百神之会"（《修身十书》）。脑主精神活动的机能正常，则神明和利，精神饱满，意识清楚，思维灵敏，语言清晰，神志正常。

《医易一理》云："人身能知觉运动，及能记忆古今，应对万物者，无非脑之权也。""脑气筋入五官脏腑，以司视听言动"，人体五窍目、舌、口、鼻、耳，皆位于头部，与脑相通，视、听、言、动等均与脑密切相关。《医学原始》说："五官居于身上，为知觉之具，耳目口鼻聚于首，最显最高，便于接物。耳目口鼻之所导入，最近于脑，必以脑先受其象而觉之，而寄之，而存之也。"《医林改错》说："两耳通脑，所听之声归脑；两目系如线长于脑，所见之物归脑；鼻通于脑，所闻香臭归脑；小儿周岁脑渐生，舌能言一二字。"脑主元神，神能驭气，气散至于筋而达百节，为周身连接之要领，而令之运动；髓海充盈，则目得养、耳可濡、舌可润、鼻可通、口可利，则视物精明，听觉灵敏，言语流畅，运动如常，感觉无碍。

脑由精髓汇集而成，脑主元神，神驭气。脑髓充则精神饱满，神明和利，神明则气行，气行则人体有生机、有感觉及运动。脑是人体生命活动的根本所在，是人体至为重要的器官。

二、胃肠与大脑的生理关系

胃肠与脑在经络上相互联系。经络是人体内运行气血、联络脏腑、沟通内外、贯穿上下的通路。《灵枢·经脉》曰："大肠手阳明之脉……其支者，从缺盆上颈贯颊，入下齿中，还出挟口，交人中，左之右，右之左，上挟鼻孔。""胃足阳明之脉，起于鼻之交頞中，旁约太阳之脉，下循鼻外，入上齿中，还出挟口，环唇，下交承浆，却循颐后下廉，出大迎，循颊车，上耳前，过客主人，循发际，至额颅。""小肠手太阳之脉……其支者，从缺盆循颈，上颊，至目锐眦，却入耳中。其支者，别颊上䪼，抵鼻，至目内眦，斜络于颧。"《灵枢·动输》说："胃气上注于肺，其悍气上冲头者，循咽，上走空窍，循眼系，入络脑。"

胃肠与脑在生理功能上相互联系。脑为奇恒之腑，位置居于最上，为人体之首，元神所居。脑神支配着胃肠功能的正常进行，脑神健旺，则脾胃得以运化腐熟水谷，大肠传导正常。大肠与小肠为传化之腑，居于腑之最下，糟粕汇集。《灵枢·平人绝谷》说："胃满则肠虚，肠满则胃虚，更虚更满，故气得上下，五脏安定，血脉和利，精神乃居，故神者，水谷之精气也。"先天之精与生俱来，但后天神气的发育完善则依赖后天水谷精微的充养，依赖于脾胃功能的正常运化。《素问·六节藏象论》也说："五味入口，藏于肠胃，味有所藏，以养五气，气和而生，津液相成，神乃自生。"《素问·八正神明论》言："血气者，人之神。"气血是神志活动的物质基础，神赖气血奉养而养精明。胃与肠相互协调，气机通畅，气血津液生化有源，神乃正常。同时，脾胃升降有序，小肠泌别清浊、大肠传化糟粕有常，清阳上升可荣脑髓，浊阴下降不扰清窍，则脑髓充盈，神志安和。

从西医学角度看，脑居颅内，是神经系统的中枢所在，既可直接或间接地调控人体各器官系统的功能，使之相互联系协调，成为统一的整体；同时对机体内外各种环境变化做出迅速而完善的适应性调节，以维持机体的稳态。中枢神经系统对人体各脏器的功能活动起着支配协调的作用，主要是通过神经冲动的传导，或是通过体液递质的传递，对人体进行支配调节。脑通过对自主神经系统的支配，控制交感神经、副交感神经的活动，使大肠能平稳有序的扩张、收缩、蠕动、吸收。可以说脑主大肠。

大肠位居腹中，是消化系统的重要组成部分，具有接受食物残渣，吸收部分营养，储存粪便并排出体外之功能。研究发现，体内胃肠道是唯一一个由中枢神经、肠神经和自主神经共同支配的系统。在肠壁上的众多信息感受器，通过信息反馈、调节脑功能，使脑与大肠之间的神经传导形成一个环形通路。同时大肠的排泄功能，及时将体内一些有毒的代谢产物排出体外，净化并稳定人体内环境，有利于脑功能的正常发挥。近年来研究发现，许多胃肠激素存在于脑组织中，而原来认为仅存在于脑组织中的肽类物质也在胃肠中发现，这种既存在于胃肠之中，又存在于脑组织之中的肽类物质即脑肠肽。随着对脑肠肽和脑肠轴研究的深入，脑与大肠的联系也有了生理与病理上的理论基础。

第二节　病理关系

一、各脏腑病理表现

1. 胃的病理表现

若胃有病变，影响其受纳功能，则易引起纳呆、厌食、胃脘胀闷等症状。

《素问·脉要精微论》言："胃脉实则胀，虚则泄。"《灵枢·海论》曰："水谷之海有余，则腹满；水谷之海不足，则饥不受谷食。"说明胃脘病变属实者，则为胀满，属虚者，则为泄泻或不纳饮食。"阳明之为病，胃家实是也"。若邪入阳明，腑气不通，则腹部胀满，疼痛拒按，大便不通，《灵枢·胀论》言："胃胀者，腹满，胃脘痛，鼻闻焦臭，妨于食，大便难。"若胃气虚弱，腐熟功能低下，则会出现胃脘疼痛、嗳腐吞酸等食滞胃脘之象。

胃主通降是降浊，降浊是受纳的前提条件。所以，胃失通降，可出现纳呆脘闷、胃脘胀满或疼痛、大便秘结等胃失和降之症，或恶心、呕吐、呃逆、嗳气等胃气上逆之候，《素问·阴阳应象大论》言："浊气在上，则生䐜胀。"脾胃居中，为人体气机升降之枢纽。胃气不降，直接导致中焦不和，影响六腑通降，甚至影响全身气机的升降，出现各种病理变化。

2. 小肠的病理表现

小肠受盛功能失调，传化停止，则气机失于通调，"不通则痛"，表现为腹部疼痛。若化物功能失常，则导致消化、吸收障碍，表现为腹胀、腹泻、便溏等。小肠泌别清浊功能失常，清浊不分，水液归于糟粕，即可出现水谷混杂，便溏泄泻等。"小肠主液"，故小肠分清泌浊功能失常不仅影响大便，也影响小便，表现为小便短少。所以泄泻初期常用"利小便所以实大便"的治疗方法。

3. 大肠的病理表现

大肠病变，多与大肠传导失常有关。若肠道气虚，无力传化，可见大便努挣不出，或滑泄不禁，久之则见肛门坠胀、脱肛等。另一方面气虚无力致肠中气滞，腑气不通，可见腹胀、肠鸣、便秘等，严重者则引起浊气上冲于脑，导致神志疾病。

《灵枢·经脉》云："大肠……是主津液所生病。"《脾胃论》言："大肠主津，小肠主液，大肠小肠受胃之营气，乃能行津液于上焦，灌溉皮毛，充实腠理。若饮食不节，胃气不及，大肠小肠无所禀受，故津液涸竭焉。"大肠病变，也多与津液病变相关。《灵枢·师传》云："肠中寒，则肠鸣飧泄。"若大肠虚寒，无力吸收水分，则水谷混杂而下，出现肠鸣、泄泻、腹痛等；大肠实热，消耗津液，肠失濡润，则出现大便秘结不通之症；大肠是食物残渣与水湿贮停之地，易致湿热蕴结于大肠，气机逆乱，出现腹痛泄泻、大便异臭、里急后重、下痢脓血等，湿热蕴结过盛，还可出现神志不清、发热等毒血症状。

4. 脑的病理表现

脑为元神之府。元神存则生命存，元神败则生命逝。"得神者生，失神者死"。《素问·刺禁论》云："刺头，中脑户，人脑立死。"

脑主人体思维神志，若脑部病变，则会出现神明功能异常，如谵语、失眠等，正如《内经》言："衣被不敛，语言善恶不避亲疏者，是神明之乱也。"《景岳全书》言："神安则寐，神不安则不寐。"

《灵枢·海论》中说："髓海有余，则轻劲多力，自过其度；髓海不足，则脑转而鸣，胫酸眩冒，目无所见，懈怠安卧。"《灵枢·大惑论》言："邪中于项，因逢其身之虚，其入深，则随眼系以入于脑。入于脑则脑转，脑转则引目系急。目系急则目眩以转矣。邪其精，其精所中不相比也，则精散。精散则视歧，视歧见两物。"脑髓充盈，人身五窍得以充养，则五窍功能正常，目可视，舌可尝，口能言，鼻可嗅，耳能听；髓海有余，则狂躁妄动，举止失常；髓海不足，则会出现视物不明，嗅觉不灵，听觉失聪，感觉异常，可见头晕、健忘、耳鸣等症状，甚则记忆力减退、思维迟钝。

二、胃肠与大脑的病理关系

脾胃升降失常，气机逆乱，枢纽不利，脾不升清，胃不降浊，神明不安；肠道腑气不通，参与水液代谢功能失常，清浊不分，传化失职，燥屎内结，浊气上逆，上扰清窍，则见头痛、中风等脑部病变。

《素问·腹中论》云："夫阳入于阴，故病在头与腹，乃䐜胀而头疼也。"率先发现了"头腹同病"，为后世研究胃肠与脑的关系奠定了理论基础。《素问·通评虚实论》云："头痛耳鸣，九窍不利，肠胃之所生也。"认识到胃肠与脑的病理联系，为从胃肠治疗脑病提供了理论基础。

《素问·逆调论》中提到"阳明者，胃脉也，胃者六腑之海，其气亦下行，阳明逆，不得从其道，故不得卧也"。《下经》曰："胃不和则卧不安。"胃气不和，则可引起喘息不能平卧，或失眠而不得安卧的病证。关于"不得卧"，《素问·热论》言："伤寒……二日，阳明受之，阳明主肉，其脉侠鼻络于目，故身热目疼而鼻干，不得卧也。"中医学认为，足阳明胃经之脉从头走足，自上而下，故经气上行为逆。脾胃居于中焦，脾主升而胃主降，为全身气机升降之枢纽。若阳明胃腑升降失调，胃气上逆，气逆迫肺，肺失肃降，故见喘息不能平卧；另外，胃肠功能失常，宿食停滞，酿为痰热，痰热上扰心神而出现失眠。《脾胃论》指出："脾胃之虚，怠惰嗜卧。"《丹溪心法》言："脾胃受湿，沉困无力，怠惰好卧。"指出脾胃亏虚、湿困脾胃皆可导致多寐。

《灵枢·大惑论》曰："上气不足，下气有余，肠胃实而心肺虚。虚则营卫留于下，久之不以时上，故善忘也。"由此可见善忘之证虽病位在脑，但与肠胃密切相关。

《素问·通评虚实论》说："头痛耳鸣、九窍不利，肠胃之所生也。"认为某些头痛，是由肠胃病变引起的。《素问·脉解论》曰："阳明……所谓客孙脉则头痛鼻衄腹肿者，阳明并于上。"也认为某些头痛源于阳明经脉及胃肠。肠胃为腑，传化物而不藏，实而不能满，若肠胃有病，糟粕不下，郁积化火，上逆清窍引发头痛。常见头痛剧烈，头胀面赤，及阳明实热，口渴欲饮，腹胀，嗳腐食臭，便秘，舌红苔黄等症。

《素问·热论》曰："阳明者……其血气盛，故不知人。"《素问·厥论》云："阳明之厥，则癫疾欲走呼……妄见而妄言。"认为癫狂的主要病因是阳明胃气机闭塞上逆之过。《四圣心源》云："阴升阳降，权在中气，中气衰败，升降失职，金木废其收藏，木火郁其生长，此精神所以分离而病作也。培养中气，降肺胃以助金水之收藏，升肝脾以益木火之生长，则精秘而神安矣。"提出从脾胃论治神志病。

《素问·灵兰秘典论》说："大肠者，传导之官，变化出焉。"当大肠的传导功能失调，腑气不通，燥屎内结时，浊气便会上逆，干扰清窍，出现头痛面赤，甚至神昏谵语等症。《伤寒论》有云"阳明邪热与燥屎搏结，腑气不通，浊热上攻，心神受扰而发神志病"，阳明胃经不通，浊气上攻清窍，清窍受扰而引发各种神志疾病，亦云："汗出谵语者，以有燥屎在胃中。"这里的"胃"实际指"肠"，临床中胃肠常共同作用影响于脑。肠热腑实程度不同，所表现出的神志症状也不尽相同。如《伤寒论》"阳明病，不吐不下，心烦者，可与调胃承气汤"。此时，津伤燥结不甚，多以烦躁为主，临床也可见不大便、腹胀满等胃实之症。"胃中燥，大便必硬，硬则谵语，小承气汤主之"。此时津液耗伤，胃肠干燥，大便硬结，浊气上扰而见谵语。当燥热极盛，津液枯竭，气机闭塞而出现神识昏乱之象，治疗则应着重攻下燥屎，荡涤肠腑，如"伤寒若吐若下后不解，不大便五六日……独语如见鬼状。若剧者，发则不识人，循衣摸床，惕而不安……发热谵语者，大承气汤主之"。

六腑以通为顺。依据脑肠相通理论，腑气通利则肠道菌群可维持平衡状态，若腑气不通则浊气自生，进而肠道菌群平衡失调，百病丛生。中风病急性期患者多伴痰热腑实兼见瘀血之证，胃肠腑气不通，气机升降失常。故通下法是中风病急性期治疗的关键。

脑神失健，神明混乱，则脾胃运化紊乱，大肠传导失职而见胃肠疾病。《症因脉治》言："怒则气上，思则气结，忧愁思虑，诸气怫郁，则气壅大肠，而大便乃结。"精神心理因素常会导致各种胃肠疾病，如食欲不振、大便秘结等。

从西医学角度看，心理因素通过脑肠轴影响胃肠功能致使其发病。目前越来越多的消化科医生重视神经心理因素对消化系统疾病的重要性，2002年世界胃肠病学大会制定了胃肠动力性疾病的新分类，将心因性动力病列入神经胃肠病学的范畴。

第三节 胃肠与大脑中西医相关研究进展

近年来，中西医交融发展，关于胃肠与脑之间的关系，中医以张思超为代表提出了"脑肠相通"学说，西医则提出了脑肠轴概念。

一、中医研究进展——脑肠相通学说

中医学强调整体观念，认为人的形体和精神是统一的整体，重视各脏腑经络之间的联系。《内经》及《伤寒论》都多次提及阳明胃肠疾患致使神明改变，为脑肠相关学说的提出奠定了理论基础。中医认为胃肠功能属脾，"脾藏意"指人类所具有的高级思维、意识活动与脾胃强弱有密切关系。脾升胃降，清阳出上窍，浊阴出下窍，脾胃和则清阳得升，脏腑得养，耳聪目明，思维敏捷，浊阴得出，脏腑和利，"元真通畅，人即安和"。

现有的临床实践证实，胃肠系统疾病常与脑部疾患互相影响。多项研究表明，功能性肠病的最主要病因是神经系统的机能障碍。流行病学研究显示，在有消化道症状的患者中，功能性肠病占50%～70%，小于35岁者占半数以上，如肠易激综合征、功能性便秘、盆底肌协调障碍等。许多脑及神志疾病，或某些疾病发展影响到脑及神志时，常会导致胃肠功能失调，如中风、癫狂、眩晕、失眠等。王永炎教授在临床研究中发现卒中后患者极易出现胃肠功能障碍，尤以结肠动力下降导致的排便困难最为突出。临床研究发现卒中后便秘的发生率占整个卒中人群的30%～60%，卒

中后1个月内新发便秘占55%，中重度卒中在发病12周内便秘的存在强烈提示预后不良。

2002年张思超以《内经》《伤寒论》为基础，以脑肠肽的发现、神经胃肠病学的建立和脑肠病交互作用的临床报道为依据，首次提出了"脑肠相通"理论假说，对其机理进行了深层次、多方面的探讨。认为脑神的改变与大肠腑气是否通畅呈正相关，便秘或泄泻可导致脑神出现不同程度的病理变化，而脑神的改变也直接影响大肠腑气的通畅，并提出了"脑病问肠""肠病询脑"的辨证原则。从另一方面验证了通腑法治疗脑病的科学性。

二、西医研究进展

1. 相关概念

（1）肠神经系统

肠神经系统（enteric-nervous system，ENS）由位于胃肠道（包括胰和胆囊）的神经元、神经递质和蛋白质及其支持细胞所组成的系统，包括肠肌神经丛和下神经丛，是具有完整自我传入、传出神经系统的特别系统。有腹脑（abdominal brain）或第二大脑（the second brain）之称。

ENS的神经元约为10⁸个，相当于脊髓内神经元的数目，依据功能可将其神经元分为3类：①传入或感觉神经元，传递来自胃肠感受器的信息，感受胃肠道内化学、机械和温度等刺激。②传出或运动神经元，直接与胃肠效应器细胞（骨骼肌细胞、平滑肌细胞、分泌细胞和吸收细胞）联系，支配胃肠道平滑肌、腺体和血管的活动。③大量的整合（中间）神经元，联系传入与传出神经元，分析整合感觉神经元传入的信息，编拟运动神经元应发出的信息。各种神经元之间通过短神经纤维相互联系，形成神经网络。ENS神经元释放的神经递质和调质种类很多，几乎所有中枢神经系统中的递质和调质均存在于内在神经系统中。因此，以黏膜下神经丛、肌间神经丛、神经元构成神经网络，由感觉神经元、中间神经元和运动神经元构成神经回路并最终形成一个完整的、可以独立完成反射活动的ENS整合系统。

（2）脑肠肽

脑肠肽（brain-gut peptide）是既存在于消化道，也存在于中枢神经系统中的一类生物活性肽，在脑肠轴各个环节的相互作用中，具有神经递质和神经激素的双重作用，同时对胃肠道运动、分泌和吸收等也具有调节作用。

近年来在中枢和外周神经元中已发现50多种肽类物质，具有脑肠双重分布这一特点。如P物质、脑啡肽（ENK）、血管活性肠肽（VIP）、生长抑素（SOM）、5-羟色胺（5-HT）、胃动素（MTL）、胃泌素（GAS）、胆囊收缩素（CCK）等。脑肠肽的发现打破了一直以来认为乙酰胆碱（ACh）和去甲肾上腺素（NA）是肠神经系统主要递质的认识。

脑肠肽可通过五种方式实现其生物作用：①自分泌（autocrine）：脑肠肽释放后局部作用于分泌细胞自身。②旁分泌（paracrine）：肽类激素释放后，通过细胞间隙从发源细胞弥散至邻近靶细胞。③内分泌（endocrine）：分泌的肽类直接释放入血循环，运送至远端部位起作用。④神经递质（neurotransmitter）：肽能神经末梢释放的神经递质经由轴-树突或突触前轴实现神经细胞间传递。⑤神经内分泌（neuroendocrine）：神经末梢释放的肽类进入血液而作用于其他组织。

（3）脑肠轴

脑肠轴（brain-gut axis）是指中枢神经系统与肠神经系统之间形成的双向通路，涉及神经、内分泌、免疫等方面。脑肠轴有机地把脑内分泌系统、肠神经平滑肌系统及免疫系统整合在一起，中枢神经系统通过影响胃肠激素的分泌及免疫功能影响胃肠功能；胃肠功能的异常又可通过胃肠与神经系统的共有激素与免疫系统影响神经系统。由脑肠轴介导的信号在中枢和外周间的传递，是联系中枢神经系统与外周的重要途径。

（4）脑肠互动

脑肠互动（brain-gut interaction）：机体通过脑肠轴之间的双向网状环路进行胃肠功能的调节称为"脑肠互动"。

（5）神经胃肠病学

神经胃肠病学（the neural gastroenterology）阐述中枢神经系统对胃肠功能的调控以及胃肠道信息向中枢神经系统传导的神经机制。

2.脑肠互动学说的提出与发展

1833年William Beaumonut在对瘘管患者的观察中提出"凡是压抑或干扰神经系统的恐惧、愤怒都可引起胃分泌的抑制和明显延缓胃的消化和排空"。1897年W.B.Cannon观察到情绪对胃运动的影响，提出脑与胃运动联系的概念。

1899年，英国伦敦大学著名生理学家Bayliss和Starling在研究麻醉犬小肠运动中发现，当施压于麻醉犬的小肠腔时，可导致口侧收缩和肛侧收缩，由此提出了著名的"小肠定律"。Bayliss和Starling指出，在没有外来神经控制下，小肠"局部神经机制"负责调节"肠定律"，引发肠祥的反射，即所有调节反射活动的必要机制存在于肠壁内。

1921年英国生理学家Langley首次发现并命名肠神经系统。

1931年VonEuler和Gaddum在研究体内乙酰胆碱分布时意外发现了脑和肠的提取物中存在着一种具有相同生物活性的物质——P物质，第一次发现了脑肠肽的存在。随后多项研究发现在动物脑内存在多种活性肽，如神经降压素、脑啡肽等也存在于胃肠道，一些胃肠激素活性肽，如蛙皮素、胆囊收缩素等在脑内也存在。Pearsa指出，胃肠道的肽类分泌细胞和脑内的肽类神经元在胚胎上是共同起源于神经外胚层的。

进入20世纪80年代，研究人员提出肠神经系统的概念，它不受中枢神经功能直接控制，是可进行自我调节、自我控制的功能系统。经过长期研究后，临床医生开始对内脏的神经调节有了较完整的认识，并开始对疾病在中枢、消化道本身及脑肠轴上的改变进行深入研究，形成了神经胃肠病学。许多研究表明，神经和精神病变可引起不同程度的胃肠道功能紊乱。

1989在英国剑桥皇后学院举行的大脑-肠道互动研讨会进行了脑肠相互作用的神经解剖学、功能和病理生理方面的研究。

1998年美国哥伦比亚大学解剖和细胞生物学系的Michael Gershon教授在《第二脑》中提出肠神经系统属于第二脑，认为肠神经系统虽然属于外周神经系统，但不同于一般外周神经，它可以在中枢神经系统支配下活动，也可以脱离中枢神经系统的支配而独立活动。ENS是一个可以完全独立的神经系统，其神经递质非常丰富，神经元回路和网络极为复杂，神经元数目接近脊髓，因此有"第二大脑"之称。

胃肠与大脑密不可分，中医脑肠相通学说的提出，西医神经胃肠病学的建立，脑肠肽及脑肠轴的发现，更揭示了大脑与胃肠在生理上相互依赖、相互协调，病理上相互影响的关系，在临床辨证论治时一定要综合分析，全面考虑，体现中医学的整体观念。

第一章 通腑法的形成与发展

第一节 通腑法的内涵

通,《说文解字》云:"通,达也。"《易经·系辞》云:"往来不穷谓之通。""推而行之谓之通。""穷则变,变则通,通则久。""通"是自然万物正常发展的必要条件。中医学认为"通"为常,"不通"则病,"通"法对于驱邪外出,恢复机体阴阳平衡具有重要作用。余根初《通俗伤寒论》云:"病变不通,一气之通塞耳。塞则病,通则安。"纵观《内经》全文,多处提及"通"的重要性。在生理上,《素问·上古天真论》云:"气脉常通。"在病理上提出"不通则痛",人体病理变化多因"脉道不通""阴阳气道不通""荣卫不行,五脏不通"所致,《素问·调经论》云:"血气不和,百病乃变化而生。"正如张子和所言"《内经》一书,惟以气血流通为贵。若气血不通,则百病乃生"。《金匮要略》云:"若五脏元真通畅,人即安和。"孙思邈《千金要方》云:"诸病皆因血气壅滞,不得宣通。"朱丹溪也提出"气血冲和,万病不生,一有怫郁,诸病生焉"。

寒凝、水饮、痰浊、气滞、瘀血、毒邪、食积、热结均可引起人体脏腑不通,引发病理变化。因此,凡可帮助人体气血津液畅通,脏腑功能协调的治法,如散寒、利水、化痰、行气、活血、祛邪、消食、泄热等均可归属于广义通法的范畴,正如《理瀹骈文》所云"然调和气血,上逆者下行,中结者旁达,虚者补,寒者温,皆是通法"。广义通法贯穿于八法之中,八法之中皆寓意通法。狭义的通法仅指通里攻下而言,多以通利二便的"通腑法"为代表，属于八法的下法范畴。"通剂者，流通之剂也；通与泻相类，泻惟下行，通则兼旁行，凡辛香流走之属皆能通"。

腑分六腑和奇恒之腑，胆、胃、大肠、小肠、膀胱、三焦为六腑，脑、髓、骨、脉、胆、女子胞为奇恒之腑。《素问·五脏别论》云："六腑者，传化物而不藏，故实而不能满。"言六腑的共同生理特性是受盛和传化水谷，六腑畅通无阻，其传化功能才得以正常进行，故有"六腑以通为用"一说。又云："胃者，水谷之海，六腑之大源也。"六腑相通，胃肠相连，《灵枢·本输》言："大肠、小肠皆属于胃。"胃肠在六腑之中居于主导地位。本书所讲"通腑法"一词中的"腑"，即指胃肠而言。

通腑，即通达肠腑。广义的通腑法涵盖了疏通六腑瘀塞，气血壅滞，包括和胃、健脾、利胆、通大便、利小便、通调水道等法；狭义的通腑法单指泻下通便，荡涤肠腑之法，指通过泻下、荡涤、攻逐等法使停留在肠胃的宿食、燥屎、瘀血、痰饮等积滞从大便排出的一类治法。适用于燥屎内结、冷积不化、瘀血内停、宿食不消、截痰停饮以及虫积等症。

第二节　通腑法的历史沿革

一、萌芽阶段

纵观中医学发展史，"通"字贯穿其中。有关通下之法的记载，最早可以溯源至《内经》。《素问·六微旨大论》云："升降出入，无器不有，升降息则神机化灭，出入绝则气立孤危。"意在强调给邪以出路的重要性。《素问·阴阳应象大论》言："其下者，引而竭之；中满者，泻之于内。"《素问·至真要大论》曰："结者散之，留者攻之……上之下之。"《素问·热论》曰："三阳经络皆受其病……其满三日者，可泄而已。"首次提及通下之法，开通下法之先河，奠定了通腑法的理论基础。

东汉张仲景将通腑法理论与临床相结合，创造了一系列通腑方。《伤寒杂病论》全书与通下有关的条文涉及良多，包括寒下法、温下法、润下法、逐水法、逐瘀法等，广泛运用通腑法治疗谵语、神志病、蓄血、中风、癫痫、黄疸等病证，全面体现了疏通郁闭的指导思想。明确提及通法、下法和腑的关系，"三阴三阳五脏六腑皆受病，则荣卫不行，脏腑不通，则死矣"，"此三经受病，已入于腑，可下而已"。认为通下法用于腑实以通腑攻下，祛除邪滞。仲景之通腑法可以看成是通下之法，不止通下燥屎，更有攻逐水饮、逐瘀下血之法，使在里之实邪得出，腑气得通。

1. 寒下法

该法适用于里实热结之证。仲景创立大承气汤、小承气汤、调胃承气汤等一系列苦寒泻下的方剂以泄热通腑，使邪随大便而出，治疗不同程度的肠热腑实之证。《伤寒论》言："阳明病，不吐不下，心烦者。"津伤燥结不甚，多以烦躁为主，以调胃承气汤缓下热结治疗。《伤寒论》曰："津液外出，胃中燥，大便必硬，硬则谵语。"此时津液耗伤，胃肠干燥，肠中糟粕与热邪壅滞，肠燥津枯，腑气不通，留着于内，形成燥屎，秽浊之气上攻心神，故为谵语，当以小承气汤轻下热结治之。当燥热极盛，津液枯竭，气机闭塞而出现神识昏乱之象，治疗则应以大承气汤攻下燥屎，荡涤肠腑，如《伤寒论》所言"伤寒若吐若下后不解，不大便五六日……独语如见鬼状。若剧者，发则不识人，循衣摸床，惕而不安……发热谵语者，大承气汤主之"。"大便难而谵语者，下之则愈，宜大承气汤"。"伤寒六七日，目中不了了，睛不和，无表里证，大便难，身微热者，此为实也，急下之，宜大承气汤"。方有执云："枳实，泄满也；厚朴，导滞也；芒硝，软坚也；大黄，荡热也。"以大黄苦寒泄热，攻积通便，荡涤肠胃邪热积滞，为君；厚朴倍大黄，共为君药，行气消胀除满；芒硝咸寒而苦，润燥软坚，协大黄则峻下热结之力倍增；枳实下气开痞散结，协厚朴行气而除痞满。大承气汤一方，承顺胃气下行，故曰"承气"，方中峻下热结以救阴液，体现了"釜底抽薪""急下存阴"之法，是阳明腑实证峻下热结的基础方。

2. 温下法

该法适用于寒积里实之证。方剂首推《金匮要略》中治疗寒实内结，腹满疼痛的大黄附子汤。"胁下偏痛，发热，其脉紧弦，此寒也，以温药下之，宜大黄附子汤"。以大辛大热的附子温里助阳，散寒止痛；大黄寒凉，与附子相配，去寒凉之性而存泻下之用，两者并用是温下法常用配伍。佐以细辛辛温宣通，祛寒止痛，助附子温散寒积。

3. 润下法

以麻子仁丸为代表，治疗津枯肠燥之大便秘结证。"趺阳脉浮而涩，浮则胃气强，涩则小便数，浮涩相搏，大便则硬，其脾为约，麻子仁丸主之"。《伤寒明理论》云："脾主为胃行其津液者也。今胃强脾弱，约束津液，不得四布，但输膀胱，致小便数而大便硬，故曰其脾为约。"方中麻子仁质润多脂，滋脾润肠而通便；大黄苦寒沉降，泄热通便；配以杏仁降气润肠，芍药养阴和里，枳实下气破结，厚朴行气除满。麻子仁丸通腑润肠，行气通便，便通则燥结去，腑气通，脾得润可升清，胃气顺可降浊，脾约乃愈。

4. 逐水法

以十枣汤为代表，治疗水饮壅盛之实证。十枣汤中芫花善消胸胁伏饮痰癖，大戟善攻脏腑之水饮，甘遂善逐经隧间水饮，合而用之，峻猛攻伐，逐水之力尤甚。三药均为有毒之品，故配甘温质润之大枣，缓解三药之峻烈，消减三药之毒性，养护胃气，祛邪而不伤正。正如《医方论》所言"仲景以十枣命名，全赖大枣之甘缓，以救脾胃"。

5. 逐瘀法

《伤寒论》中，用通下之桃核承气汤、抵当汤治疗下焦蓄血证，"太阳病不解，热结膀胱，其人如狂，血自下，下者愈……宜桃核承气汤"。"其人发狂者，以热在下焦，少腹当硬满。小便自利者，下血乃愈。所以然者，以太阳随经，瘀热在里故也，抵当汤主之"。邪热与血相互搏结，致使气血瘀滞，新血不生，脑神失养，以致"发狂"，采取通下法攻之，通导大便，瘀随便去，狂可愈。

在《金匮要略》中，提出了"诸病在脏，欲攻之，当随其所得而攻之"的治疗原则。《金匮要略·腹满寒疝宿食病脉证治》中提出"病者腹满，按之不痛为虚，痛者为实，可下之"。实证腹满为胃肠有燥屎、宿食等有形实邪积结，腑实不通，故按之疼痛，可用攻下法治疗。《金匮要略·妇人杂病脉证并治》中用甘遂大黄汤祛瘀下水，使水邪瘀热下泄而达到祛邪效果，"妇人少腹满，如敦状，小便微难而不渴，生后者，此为水与血并结在血室也，大黄甘遂汤主之"。《金匮要略·中风历节病脉证并治》中提出"风引汤，除热瘫痫"，运用风引汤治疗半身不遂、癫痫，其中风引汤首位药物为大黄，体现了通腑药物在中风病治疗中的重要性，为后世应用通腑法治疗中风做了铺垫，起到了指导性的作用。后世余根初评曰："凡伤寒病，均以开郁为先，如表郁而汗，里郁而下，寒湿而温，火燥而清，皆所以通其气郁也。"

二、发展阶段

晋唐时期的医家对于通腑法有了更深的理解。晋代葛洪在《肘后备急方》中把具有泻下攻积的大黄列为中医治疗急危重症的第一药，在《抱朴子》中谈到"若要衍生，肠胃常清"，说明了胃肠传导正常、腑气通畅对人体健康长寿的重要性，以及通腑法在中医临床应用中的重要性。

北齐医家徐之才在《药对》中提出"药有宣、通、补、泄、轻、重、涩、滑、燥、湿十种"，并第一次提出了"通可去滞"的理论。宋代赵佶《圣济经·审剂》云："故郁而不散为壅，以宣剂散之。"提出壅塞之病，要以宣通之剂通塞散壅。

隋唐时期，孙思邈《千金方》中记载生地黄汤"治疗伤寒有热，虚羸少气，心下满，胃中有宿食，大便不利方"。方中重用生地黄，而佐以少量大黄，体现了顾护津液的思想。

金代成无己在《伤寒明理论》中提出"邪气在里者，必荡涤以为利"。以通下之法荡涤体内邪气，达到邪去而病愈的目的。并首次提出"制方之体，宣、通、补、泻、轻、重、涩、滑、燥、湿十剂是也"。方剂中始有"通下剂"之名。

金元四大家无一不意识到"通"的重要性，广泛运用通下之法，并开始运用通腑法治疗中风。

刘河间作为"寒凉派"代表人物，提出"六气皆从火化"，善用寒凉攻下，开通"怫热郁结"，并以通腑之法治疗中风中脏腑之大便秘结。《素问病机气宜保命集》载："中脏者，唇吻不收，舌转而失音，鼻不闻香臭，耳聋而眼瞀，大小便秘结……若忽中脏者，则大便多秘涩，宜以三化汤通其滞。"《黄帝素问宣明论方》中载防风通圣散可表里同治外感病，"解利诸邪所伤，宣通气血，上下分消，表里交治"。防风、荆芥、麻黄、薄荷疏风解表，清扬升散，使风热之邪从汗而解，大黄、芒硝泄热通腑，栀子、滑石清热利湿，使里热从二便而出。

"攻邪派"创始人张子和是攻下派的代表人物，他认为邪气阻碍是血气瘀滞的根本原因，推崇"论病首重邪气，治病先论攻邪"，以汗、吐、下三法攻邪为主，提出"邪去正自安""治病当用药攻"，认为"下者，是推陈致新也""不补之中，有真补者存焉"，下法可使"陈莝去而胃肠洁，癥瘕尽而荣卫昌"，认为攻邪之法可使气机调畅，气血条达，"使上下无碍，气血宣通，并无壅滞"。张子和首创三化汤（由大黄、枳实、厚朴、羌活组成）用于治疗中风病。明确提出了下法的概念不拘于通便泻下，"催生、下乳、磨积、逐水、破经、泄气，凡下行者，皆下法也"。

"补土派"代表人物李东垣则以通腑法治疗中风之中脏腑，在《医学发明》中言"中腑，内有便溺之阻隔，宜三化汤"。

"滋阴派"代表人物朱丹溪认为"中风大卒主血虚有痰，治痰为先……痰一化，窍自开，络自通，风自灭"，以化痰通络为治疗大法，常用半夏白术天麻汤、二陈汤、涤痰汤或黄连温胆汤。"半夏、南星皆治痰药也。然南星专走经络，故中风麻痹以之为向导，半夏专走肠胃……尤善治脏腑之湿痰"。

三、完善阶段

明清时期，各类学说百家争鸣，融合汇通，通腑法得到进一步发展完善，研究更为详尽。

明代王肯堂拟三一承气汤治疗大承气汤、小承气汤、调胃承气汤证兼备，腹满实痛，谵语下利，内热不便，及中风便秘，牙关紧闭，浆粥不入者。

明末清初，战争灾荒不断，瘟疫流行，饿殍遍野，推动了温病学说的发展。温病学说的出现与发展，为通腑法开辟了新的道路。清代柳宝诒说："湿热病热结胃腑，得攻下而解者，十居六七。"

吴又可著的《瘟疫论》86篇医论中，有40篇与攻下祛邪内容相关。"既无汗、吐、下之能，焉能使邪从窍出"，指出祛邪攻下是治疫的重要方法。"夫疫者胃家事也，盖疫邪传胃十常八九，既传入胃，必从下解，疫邪不能自出，必借大肠之气传送而下，而疫方愈"。提出使用通腑法治疫，疫邪入胃，通胃腑使疫邪随大便而下，疫邪自出。倡导"注意逐邪勿拘结粪""瘟疫可下者，约三十余证，不必悉具""勿拘于下不厌迟之说"。提出"邪为本，热为标，结粪又为其标也"，下法"非专为结粪而设""邪未尽可频下"，认为通下需以祛邪为首要，泻下通便只是一个表象，"注意逐邪，勿拘结粪"，开拓了下法及通腑法的思路。

吴鞠通的《温病条辨》将前人学术思想做了很好的总结论述，在三承气汤基础上提出"阳明温病，下之不通"，注重对患者的调理。创制了新加黄龙汤、宣白承气汤、导赤承气汤、牛黄承气汤、增液汤、增液承气汤等方。其中《温病条辨》谓增液承气汤"以补药之体作泻药之用"，重用咸寒濡润之玄参为君，滋阴清热，润燥通便。以甘寒滋润之生地黄、麦冬为臣，滋阴增液，润肠通便。三药并用，寓滋养阴津、增水行舟之意。另加承气汤中大黄、芒硝，共同治疗热结阴亏、肠燥便秘之证。下法为祛邪之法，吴鞠通对下后不尽，或下后复聚，虚者用增液汤，实者用护胃承气汤；邪尽则用益胃汤复其胃阴，体现了中医祛邪不忘扶正的思想。《温病条辨》扩展了下法的内容和范围，使得中医学的辨证施治在理论和实践中得到了较好的体现。

叶天士提出"凡病宜通"的治疗学思想，指出"大凡经脉六腑之病，总以宣通为是""六气客邪，可通可泄"，认为"攻下皆为通腑"。在《温热论》中提出"其脐以上为大腹，或满或胀或痛，此必邪已入里矣，表证必无，或十只存一，亦要验之于舌，或黄甚，或如沉香色，或如灰黄色，或老黄色，或中有断纹，皆当下之"，认为"心下痞满，舌黄"是通下法应用的临床指征。

程钟龄在《医学心悟》中云："治病之源，以内伤、外感四字括之。论病之情，则以寒、热、虚、实、表、里、阴、阳八字统之。而论治病之方，则又以汗、吐、下、和、温、清、消、补八法尽之。"第一次正式提出"下法"之名。对于下法，强调其攻逐里邪的作用，"下者，攻也，攻其邪也""病在里则下之而已"。除此之外，程式八法处处蕴含"通法"之意。汗法通玄府、开腠理，吐法倒仓以通胃腑，下法荡涤攻逐以通肠腑，和法调和使五脏和利通畅，温法温通去寒凝使血脉经络通畅，清法通热壅血滞，消法祛有形之实邪，补法补虚而使脏腑阴阳恢复。

高秉钧《医学真传》云："夫通者不痛，理也，但通之之法，各有不同。调气以和血，调血以和气，通也；下逆者使之上行，中结者使之旁达，亦通也；虚者助之使通，寒者温之使通，无非通之之法也。若必以下泄为通，则安矣。"认为通法不应局限于通下之法，和法、下法、补法、温法等凡能使筋脉和利，脏腑调和之法均属于通法。

沈金鳌《杂病源流犀烛》云："中脏者病在里，多滞九窍……邪之中较深，治宜下之。"根据不同临床症状分别使用三化汤、麻仁丸，表明中风病重症患者当及时应用下法，并以大便是否秘结作为判断病邪深浅的依据。

唐笠三认为"古人用针通其外，由外及内，以和气血；用药通其里，由内及外，以和气血，其理一而已矣"。中医治病虽有针药、内外、阴阳虚实之分，但其机理总离不开一个"通"字。

清末，随着社会制度的变更，西方思想及科学技术在中国的传播，中西文化碰撞交融，涌现出了一批以张锡纯等为代表的融汇东西方医学的名家。张锡纯发现，大凡中风患者多有大便燥结不通之症，在《医学衷中参西录》中提出对腑实不通的患者，应急用通腑法，"是治此证者，当以通其大便为要务，迨服药至大便自然通顺时，则病愈过半矣"。

四、中西医结合发展阶段

新中国成立后，国家大力提倡中西医结合，倡导以现代科学的方法研究中医。对于通腑法的研究也进入新时期，出现了一批既继承经典又具有创新意识的医家。名老中医彭培初教授在《内经》理论指导下，结合自己数十年的临床经验，提出了"不通乃百病之源，凡病唯求于通"。其在临证中灵活运用通法，既包括通里攻下、通淋利尿、通腑泄热等常规之法，也包括温通等各种变化之法，进而达到六腑通顺的目的，有时在五脏病中他也巧妙运用通法，效如桴鼓。

董建华教授在脾胃病的治疗上继承古人思想，认为胃的生理功能集中体现为"以降为顺"，病理特点集中体现为"滞"，在治疗上强调通降之法，承胃腑下降之性推陈出新，导食浊瘀滞下行。

焦树德教授在三化汤基础上加入化痰降浊之药，成三化复遂汤，用于治疗中风中经络证或有向中脏腑转化者。

王永炎院士提出中风痰热腑实证，以化痰通腑为治疗大法，规范了我国中风病的临床治疗规范。

总之，"通腑法"思想最早可追溯至《内经》，《伤寒论》将其应用于临床实践，深化于晋唐时期，金元四大家进一步发展了理论应用，完善于明清温病学派诸家，经由现代医家的不断补充发展，形成了一套相对完整、系统的临床理论体系，被广泛应用于临床，成为临床不可缺少的治疗法则。

第三节　通腑法中西医相关研究进展

一、中医研究进展

近年来，随着人们对自身健康的重视及医疗技术的进步，通腑法在内科的运用逐渐引起了医家的关注，有关通腑法的应用研究也越来越广泛。

（一）通腑法类型

目前通腑法常与其他方法配合使用，常见类型如下：

1. 通腑祛邪

运用方药的泻下作用，使积聚于体内的有形实邪，如宿食、瘀血、痰饮、燥屎等从下而出。中风急性期痰热腑实证治疗大法化痰通腑法即属于此法。代表方剂有治疗食积的枳实导滞丸，祛瘀下血的桃核承气汤，化痰清热的小陷胸汤等，此法与通腑泄热之法有所重合，承气汤类方也可归属于此法。

2. 通腑理气

各种原因导致的气机升降出入障碍，致使气滞于体内，通过通腑祛邪，使积滞去、腑气通，气机得以运行。

3. 通腑泄热

以苦寒攻下之剂泄肠腑里实热之证，症见潮热谵语，脘腹胀满，硬痛拒按，大便秘结，舌苔老黄或焦躁起刺，脉沉数有力。代表方剂如大承气汤、小承气汤、调胃承气汤。大黄是此类方剂中的常用药物。本法能迅速攻逐肠腑之实热燥结，保存阴液，有"釜底抽薪"之意。

4. 通腑存阴

以甘寒养阴药与通下药并用，治疗热结肠腑、津液亏损之证。症见身热不退，大便秘结，口干唇裂，舌质红，舌苔干燥，脉细数等。代表方如增液承气汤。本法攻下与养阴增液、润肠通便同用，以达排邪毒外出之目的，乃"增水行舟"之意。

以上几种类型，归根结底都是通过通畅腑气使体内有形或无形之邪排出体外，腑通邪去而病愈，正如程钟龄所言"下法，攻也，攻其邪也"。攻邪是通腑下法的最根本目的。

（二）通腑法治疗中风的研究进展

目前由王永炎院士创制的治疗中风病痰热腑实证的化痰通腑法在临床上广泛应用。

中风急性期患者，若燥屎内结，消耗气血津液，阻碍胃肠气机运行，造成全身气机升降出入障碍，胃为水谷之海，主通降，若胃气壅滞，后天水谷精微摄取异常，严重者可危及生命甚至导致死亡。除了中风急性期患者，临床中心血管疾病、呼吸系统疾病、消化系统疾病等，均应注意危重患者大便是否通畅，患者大便的通畅与否与其病情变化密切相关。

王永炎院士师承董建华教授，在脾胃病治疗方面提出"通降论"，创制了中风病化痰通腑法。王永炎院士在多年临床研究中发现多数中风急性期患者都有便秘、舌红苔黄腻、脉弦滑等痰热腑实之象。提出了中风病痰热腑实证的辨证论治以通腑化痰为先，并认为作为中风急性期常见证候，痰热腑实证的腑气通否与疾病预后有密切关系。王永炎院士于1986年公布了运用化痰通腑饮治疗缺血性中风病痰热腑实证患者158例的疗效研究，提出要善于掌握通腑的指征和泻下时机。同年，《中风病中医诊断、疗效评定标准》正式确立了中风病以半身不遂，口舌喎斜，舌强言謇或不语，遍身麻木，腹胀便干，便秘，头晕目眩，咯痰或痰多，舌质暗红或暗淡，苔黄或黄腻，脉弦滑或偏瘫侧弦滑而大为主要临床表现的痰热腑实、风痰上扰证。以化痰通腑法作为基本治法，拟星蒌承气汤治疗中风痰热腑实证，方以全瓜蒌清热化痰，理气散结，利大肠，使痰热下行；胆南星息风止痉，化痰清热，两药合用清化痰热，散结宽中；重用生大黄，峻下热结，以荡涤胃肠积滞；芒硝咸寒软坚，润燥散结，助大黄以通腑导滞。四药相配，化痰通腑，势宏力专。

唐明等对159例中风急性期继发胃肠功能障碍患者进行临床观察，发现便秘症状最为多见，食少纳呆次之。基本病机以气机逆乱为主，其中痰、火、瘀等病理因素上扰脾胃，导致脾胃升降失司，从而继发胃肠功能障碍。

付渊博等研究发现，在治疗急性缺血性中风痰热腑实证患者时，应用星蒌通腑汤可以显著改善患者临床症状，促进神经功能恢复，提高生活质量。

谢颖桢等发现绝大多数中风患者在发病1~5天往往同步出现腑气不通及痰热症状，腑气不通常引起中经络向中脏腑的演变，痰热腑实的存在影响中风患者意识状态的恢复，从根本上影响中风患者病势的转归。运用化痰通腑法后，腑气通畅有助于意识改善，减轻痰浊火热证的严重程度，并且显著缩短意识障碍的持续时间。

王新志教授在长期的临床实践中，对中风的病机有深刻的认识，认为中风急性期辨证时以风痰血瘀、毒热腑实证居多，以通腑化痰、活血化瘀、解毒通络作为中风痰热腑实证的重要治法。提倡通腑化痰调气机、通腑泄热平肝阳、通腑化瘀息肝风、通腑滋阴镇肝息风、通腑宣肺畅气机。研制出新药中风星蒌通腑胶囊，救治了大量中风患者。方中大黄性味苦寒，有通腑活血逐瘀之功，《神农本草经》谓"大黄下瘀血，血闭寒热，破癥瘕积聚，留饮宿食，荡涤肠胃，推陈致新，通利水谷，调中化食，安和五脏"；胆南星味苦、微辛，性凉，有清热化痰、息风定惊的功效，《开宝本草》云"主中风，麻痹，除痰，下气，破坚积"，两药配伍可收通腑攻下、化痰清热、活血通络之效；用瓜蒌、枳实为臣药，瓜蒌有清热化痰、润肠通便之功，枳实有破气消痞、消积化痰之效，瓜蒌、枳实二者共助君药荡涤痰热、通腑下气；丹参有活血祛瘀、养血安神之功，为佐药，助君药和臣药降气行血，通脉安神。

李燕梅等对160例急性缺血性中风患者的临床观察发现，化痰通腹法（应用中风星蒌通腑胶囊）配合西医治疗组，在血液流变学指标及神经功能恢复方面均显著优于单纯西医治疗组。

通腑法目前已广泛应用于临床，并取得了显著疗效，开发与研究前景广阔，具有较高实用价值。如何把握中医药在这方面的优势，阐明作用机理，从而发展中医理论，提高急性缺血性中风的防治水平是摆在我们面前的重要任务。

二、西医研究进展

现代研究中，脑肠肽的发现及神经胃肠病学的发展为中医通腑治疗脑病提供了生理学基础，对大黄等泻下药物的研究也为通腑法提供了药理学基础。

多项研究发现，泻下药具有多方面的药理作用。最显著的作用是刺激肠黏膜，促进肠蠕动，有不同程度的通便作用。部分药物还有抑菌消炎、调节免疫功能、解热、保肝利胆及改善肠道缺血、止血、抗血栓形成等作用，甚至可以治疗肾功能衰竭。泻下药物西医多应用于治疗习惯性便秘、急性阑尾炎、肠梗阻、渗透性胸膜炎、慢性肾炎和肝硬化引起的腹水，对精神分裂症等也有一定的治疗作用。部分药物还可用于高血压、消化道出血、口腔炎、乳腺炎、局部细菌感染、慢性支气管炎等。

泻下药的代表药物是大黄。据研究，大黄含有番泻苷和大黄素，而这两种成分均有致泻功效，其中番泻苷的致泻作用较强，番泻苷在细菌肠道酶的作用下分解产生大黄酸蒽酮，刺激大肠黏膜，导致肠蠕动加快，从而促进排便，还可抑制肠细胞膜上的 Na^+-K^+-ATP 酶，阻止钠离子转运，使肠内渗透压升高，保留大量水分，促进肠蠕动而泻下；大黄素能刺激肠壁组织分泌 5-HT，使肠道收缩和肠液分泌增强，起到泻下作用。这些都是用现代科学的语言解释大黄"荡涤肠胃，推陈出新"的作用。关于大黄的其他作用机理，相关研究十分详备，这里不再赘述。

尽管目前临床中通腑泻下法应用十分广泛，有关研究也不断取得重大进展，但相关中医理论的现代研究仍有很长的路要走，相关理论机制、药物配伍机制、各药物药理毒性等仍在进一步的研究之中。中医理论的应用和西医仍有很长一段时间的磨合期。弘扬中医，发展中医药，永远在路上。

第二章 通腑法的特点和作用原理

第一节 通腑法的特点

通,《说文解字》云:"通,达也。"《易经》云:"往来不穷谓之通。""推而行之谓之通。"通即流通、畅通之意。天地交泰,穷则变,变则通,通则久。流通、畅通是自然界的正常现象,是天地万物长久的前提。腑在中医学中所指的则是胆、胃、大肠、小肠、三焦和膀胱,而脑在中医学中亦有"奇恒之腑"之称。故通腑法不单单只通泻阳明,荡涤胃肠,还应包括脑、胆、大肠、小肠、膀胱等的通泻之法,正如《医学真传》说:"夫通者不痛,理也,但通之之法,各有不同。调气以和血,调血以和气,通也;下逆者使之上行,中结者使之旁达,亦通也;虚者助之使通,寒者温之使通,无非通之之法也。若必以下泄为通,则妄矣。"

方从法出,法随证立,法由理出。通腑法的提出及应用有其广泛的临床基础。通腑法在中医学中应属于"下法"的范畴,下法是根据《素问·阴阳应象大论》"其下者,引而竭之;中满者,泻之于内;其实者,散而泻之"的原则而确立的。最早出现于《医学心悟》中,"论病之原,以内伤、外感,四字括之。论病之情,则以寒、热、虚、实、表、里、阴、阳,八字统之。而论治病之方,则又以汗、和、下、消、吐、清、温、补,八法尽之"。北齐医家徐之才首发"通可去滞"之论,并将其列为十剂之一,后世医家多循其义。根据临床经验通腑法有狭义与广义之分,狭义的通腑法是指运用泻下或润下作用的药物,以通导大便、消除积滞、荡涤实热、攻逐水饮的一种治疗方法；广义的通腑法通常是指病位在中下焦者，通过因势利导，引邪气从体内而出之法。临床常用的通腑法往往具有以下几个特点。

（1）多使用攻下药：近年来，根据中医的"不通则痛"以及"六腑以通为用"等理论，对实热结滞之证应用通里攻下之法，往往获得良好疗效。《神农本草经》言攻下代表药大黄"下瘀血，血闭，寒热，破癥瘕积聚，留宿饮食，荡涤肠胃，推陈致新，通利水谷，调中化食，安和五脏"。大黄苦寒，入心、肝、大肠经，具有荡涤积热、活血祛瘀、釜底抽薪、急下存阴之功，现代研究显示其可改善毛细血管脆性，兼有止血作用，故对出血性中风有益，可加速神志状态的改善，降低颅内压，消除脑水肿，改善缺血脑组织血供，通过其泻下消积，减缓胃肠压力，重新分布体内血液。总之，大黄不仅善于治疗中风的始动因素，而且能去除中风的继发瘀血或腑实等因素，故在中风的治疗中举足轻重。芒硝理气导滞，软坚散结，直达病所，能配合大黄发挥软坚通腑的功效。攻下药具有强大的通腑作用，也正因为此，攻下药物在通腑方剂中才会备受青睐。

历代医家所用方剂可概括为以下几类：①通腑解表类，如三化汤、防风通圣散、排风饮、搜风丸等。②通腑泄热类，如大承气汤、调胃承气汤、当归龙荟丸等。③通腑开窍类，如活命金丹、加味转舌膏等。④化痰通腑类，如滚痰丸、竹沥达痰丸。⑤润肠通腑类，如麻仁丸、润肠丸、滋润汤等。近现代医家根据临床经验，在前者的基础上创立了经验方，并且被广泛使用，所用方剂可概括为以下几类：①通腑化痰类，如通腑化痰饮。②通腑活血类，如中风1号。③通腑泄热类，如大承气汤、小承气汤加减方。④通腑开窍类，如通腑醒脑散。⑤滋阴通腑类，如通便散。⑥通腑活血化痰类，如脑脉通方。⑦通腑活血利水类，如活血利水通脉饮。以上方剂均含有大黄、芒硝、番泻叶等泻下药物。

《中风专辑》是论述中风的专书，其方剂搜集广泛，上至《内经》，下至民国初年，包括了四大经典医籍及先贤论著37部，共409首方，其中以通腑法为主治疗中风病的方剂18首，以大黄使用频次最高，为100%，其次芒硝使用频次为46.8%。近十年来，以通腑法为主的治疗方法在脑病中应用的报道渐趋增多，加之结合了现代药理学研究，从而使通腑法的作用机理及应用指征更加明确。十余年来国内公开发行的中医药杂志中，以通腑法为主治疗中风病，证、方、药齐全，且疗效在80%以上的研究中共有方剂35首，这部分资料基本上可以反映现代医家的用药规律。35首方剂共用药81种，其中使用率最高的是大黄，为34次，占方剂总数的97.1%；其次是芒硝，使用18次，占方剂总数的51.4%。

（2）适用范围广泛：随着对攻下药药理研究的深入，通腑法在临床中的应用也越来越广泛，不仅仅局限于阳明病证。中医学认为脑为"奇恒之腑"，具有主神志、意识、思维和运动等功能，《内经》中有大量关于脑病的论述。在《素问·至真要大论》中即有涉及神经系统疾患的论述，如"诸风掉眩，皆属于肝""诸暴强直，皆属于风""诸热瞀瘛，皆属于火""诸躁狂越，皆属于火""诸痉项强，皆属于湿"等，故中风病、帕金森病、癫痫、头痛、眩晕等脑系病证亦属于通腑法的应用范畴，在明确病因病机的前提下，使用通腑法往往能屡获奇效。张仲景尤为重视下法的应用，根据不同病机选取不同方药，开创了通腑法治疗外感内伤病的先河，其在《内经》理论的基础上，进一步细化下法的应用，提出峻下、缓下、和下、润下和导下等诸多方法，极大地发展了《内经》攻下的理论。张从正则创新性地提出"下者，是推陈致新也"，认为"不补之中，有真补者存焉"，丰富了通腑法的内涵。

展照双认为通腑法可应用于以下疾病的治疗：①哮喘、慢性支气管急性发作、肺性脑病等呼吸系统疾病。②在辨证分型治疗高血压基础上加用通腑药物，能明显改善患者的症状。③在泌尿系中属脾肾气（阳）虚、浊毒内停证型的慢性肾功能衰竭，效果尤其显著，有效保护了残余肾脏。④在内分泌系统中应用通腑法能有效促进血糖、血脂代谢，从而改善糖尿病及高脂血症。张士卿教授在通腑法及其临床应用中亦指出"通腑不仅限于手阳明大肠经，实应包括胆、胃、大肠、小肠、膀胱、三焦六者"，并论述了通泻阳明法治愈肠梗阻术后肠麻痹、通降胃腑法治疗婴儿习惯性呛乳、通达胆腑法治疗胆道蛔虫病合并胆道感染、通导火腑法治疗小儿疱疹性口炎、通利州都法治疗输尿管结石、通调孤腑法治疗慢性支气管炎等六种病证。

《温疫论》记载了"可下者（如唇焦燥裂，口臭口渴，鼻如烟煤，潮热谵语，心烦懊𢙐，脘腹痞满，大便秘结，热结旁流等）约三十余症，不必悉具"。通腑的手段具有多样性，不仅限于内服药物，灌肠、针刺等方法亦能达到通腑效果，进一步拓展了通腑法的应用范围。

（3）临床疗效显著：通腑法之用，多以腑气不通为标志，以祛邪为务，通过泄浊药物，使邪有出路，从而气机恢复流动通畅，正气自然升清，而非单纯通便。在多种并发肠腑不通的内科常见危急重症的救治中，应适当配合通腑法，促进疾病向愈转归。西医学亦认为肠道是人体最大的细菌储源，便秘会使体内的毒素聚集，从而产生新陈代谢失调、内分泌功能紊乱及微量元素不均衡等恶果，严重者可诱发心脑血管疾病，甚至猝死。通腑法通过改善胃肠的血液循环，降低毛细血管的通透性，减少内毒素进入血液，加强胃肠道蠕动和扩大肠容积，把淤积在肠道内的有害物质排出体外，以临危救难。

王永炎院士通过临床研究发现，158例中风病患者中，经治疗半个月内基本痊愈者39例，占24.7%；显效者42例，占26.6%；有效者49例，占31%；无效者20例，占12.7%；恶化者8例，占5%。总有效率为82.3%，显效率为51.3%。孙益平、浮为民等运用通腑法治疗中风病患者800例，其中治愈232例，治愈率29%；显效396例，显效率49.5%；有效124例，有效率15.5%；死亡或无效48例，无效率6%，总有效率94%。于白莉等人的研究发现，通腑法治疗属风温肺热之重症肺炎、瘀热之脓毒血症、急性胰腺炎及急性脑血管疾病等属腑气不通者，具有十分显著的疗效。范仁忠教授认为，通里攻下药物在退热、除痛、解痉、醒神、平喘、止痢、宁血、退黄等方面具有较好的疗效。赖善中认为中医急症应用通下法意在通腑泄热，将邪毒直接排出体外，这是通下能够泄热保津的机理所在。并且经过临床观察，发现通腑法治疗高血压脑病、急性胰腺炎、输尿管结石、肺炎高热、上消化道出血、慢性胆囊炎急性发作等疾病均有较好疗效。外界普遍认为，中医药在预防保健及治疗慢性复杂性疾病中具有重要作用，然中医在"急症急攻"方面仍具有独特的优势，在整体观念、辨证论治思想的指导下，辨清疾病的感邪轻重、病势缓急与邪正盛衰，适时正确运用通腑法可获良效。在临床应用中不必拘泥于"胃中有燥屎"之症，运用通腑法使邪有出路，气机通畅则病自安。

（4）与西医学相关联：中医更多的是对现象的描述，所以存在局限性。中医很多理论是抽象的功能性的概念，不能物有所指。在现代科学的帮助下，通腑法的作用特点变得更加明确，也更易让人接受。吴咸中院士研究发现大承气冲剂可改善腹膜炎时组织缺血状态，对减轻肠道缺血再灌注损害及保护肠屏障功能有重要作用，但肢体血流量在整个观察期间未见明显改变。"下法"的中药能降低循环血中内毒素（LPS）和肿瘤坏死因子α（TNF-α）的含量，降低肠壁毛细血管及肠黏膜的通透性，对调整肠内细菌微生态平衡也有肯定的作用。通里攻下法还具有抑制肠道内毒素移位的作用。杨廷光等认为通腑法与西医脱水疗法相当。权晓理等提出西药脱水剂的应用使小便利而大便实，易致病情反复和脱水后的"反跳"发生。因而，他们都认为中医通下法避免了西药脱水剂的某些副作用。王静宇还认识到，通过肠胃功能的恢复，能量来源得以保证，自主神经紊乱得以调整，应激能力得以加强，这将有助于改善脑组织细胞的缺血缺氧状态。李力强报道通下主药大黄对内、外出血均有明显的止血作用，可使凝血时间缩短，同时大黄对神志苏醒有促进作用，并能加速神经功能恢复，减轻脑水肿。邹晓瑜报道，大黄对脑缺血缺氧状态下的呼吸中枢有一定的兴奋作用，并可提高脑组织的耐缺氧能力，因而能缓解脑出血患者由于血肿压迫、脑水肿及脑血管收缩而造成的脑组织供氧不足。李相中提出大黄能改善血液循环，化瘀止血，无西药抗凝剂的副作用，与西医脱水剂合用，可达到活血而不加重脑水肿，脱水而不导致血液黏稠的目的。刘岑认为，神经肽在体内的分布大多呈大脑与消化道双重性，这种双重性分布的肽类，又称为脑肠肽，它与人的记忆、反应、情绪、行为以及各种神志疾病的关系密切。阳明腑实，浊毒内停，致肠道产生过量的氨类、吲哚类有害物质，这些代谢毒素进入血液循环刺激神经系统，产生异常性兴奋，可出现明显的烦躁表现，并使意识障碍程度加重，通腑法则能使浊毒清、神自明。借助药理学的研究，使通腑法更加具体化，也更易让人接受。

第二节 通腑法的作用原理

现代研究指出通腑法在治疗急症时可改善人体新陈代谢，排除毒素，清除肠道有害物质，减轻毒素进入血液循环所产生的神经系统症状，增加胃肠活动，降低机体应激状态，调整自主神经功能紊乱，调整血管通透性，改善微循环，减轻神经损伤等。中医学认为人体生命活动关键在于气血流通，血气畅达，则脏腑经络、肌腠百骸、五官九窍的功能正常，无邪可驻。一旦血气壅滞，难以布散畅行于全身，则脏腑经络、五官九窍可因血气宣通障碍而发病，故元代危亦林《世医得效方》指出："人之有生，血气顺则周流一身，脉息和而诸疾不作。血气逆则运动滞涩，脉息乱而百病丛生。"柏树纲教授认为人体的健康有赖于气血津液、脏腑和经络功能的正常发挥。气机不畅，将致气滞、气逆、气结、气闭、气郁；血行不通畅则生瘀滞；水运不通畅，则生痰、生湿、留饮。六腑以通为用，以降为顺。胃失通降，则生痛、胀、便秘，或呕吐、呃逆、嗳气；大肠失于通畅，则传导变化功能失调，致排便不畅、便秘；胆腑失于通降，则胁肋胀满疼痛、腹胀、呕吐、黄疸；小肠失于通降，则影响二便排泄，影响食物消化吸收；膀胱失于通降，则排尿不利，出现排尿痛、涩、频、急、潴留。心主血脉，血脉不通畅，则生胸痹、怔忡；肺主气，司宣降，失于通畅则为喘咳、痰；脾运不通畅，则生痰、湿、饮；肝主疏泄，气机不通畅，将致气血津液郁滞不达；肾主水纳气，失于通畅，则水道不利为肿，气失沉降而喘。经络气血运行周身上下内外，何处郁滞何处为病。而通腑法正是通过攻下通腑，荡涤胃肠，调畅气机，使气血调和，百病不生。

1. 荡涤胃肠

"胃肠是人体的第二大脑"，研究发现人大脑内存在的神经传递物质，肠道中也有，人体内95%的神经传递物质是在肠道中生成的，充分说明了胃肠对大脑神经功能的影响。吴咸中院士关于通里攻下法的作用机理研究采用炭末推进法，寒下法的大承气汤、单味药大黄，温下法的三物备急散、巴豆，峻下法的甘遂和甘遂通结汤，都能明显提高小鼠胃肠道的推进率。小鼠灌胃给药50分钟后，未用中药的对照组推进率仅为62.6%，大承气汤组为83.0%，甘遂通结汤组为79.0%，甘遂末组为82.0%，三物备急散组为74.0%，并观察到通里攻下药物能显著增加肠容量。大黄素能缩短膜电位的波动周期，从而缩短峰电位集簇发放的周期，相应地使平滑肌的分节律收缩加快，刺激膜电位，促进收缩形式向有利于肠道推进功能的方向转化。影响血浆胃肠激素水平，使得肠鸣音呈增强型改变，从而促进胃肠道运动功能的恢复及血液运行的改善。

大肠为"传导之官"，主要功能是传化糟粕，大肠传化功能异常会导致浊气上逆、上扰清窍，从而产生头痛、眩晕等症状。汉代医学家王充提出"欲得长生，肠中自清"。肠道通畅是人体健康的重要指标。大肠经畅通，有助肠道健康；如果大肠经气血阻滞、经络不通，则会引发便秘。长期便秘使得毒素在身体内不断积聚，就会影响五脏功能，引发其他疾病。正如《临证指南医案》所说"脏宜藏，腑宜通，脏腑之用各殊也"。通腑法荡涤胃肠，使有害物质排出体外，使机体气机通畅，从而改善症状，使疾病渐愈，《内经》云："开鬼门，洁净府。"因势利导，荡涤胃肠，攻泄燥结，促使大便通畅，迅速纠正阳明胃肠严重的病理状态，恢复其正常通降、传导功能，杜绝疾病的发展而收却疾愈病之效。

2. 通腑逐瘀

瘀，《说文解字》云："积血也。"《说文解字》段注："血积于中之病也。"《金匮要略》首次将"瘀血"作为一种单独病证进行辨治，但对瘀血的概念却无明确的界定。《血证论》提出"其离经而未吐出者，是为瘀血"。在历代文献中，巢元方将"瘀血"概括为"血行失常"，该描述较为准确。瘀血，指体内血液停滞，包括离经之血停积于体内，以及因血液运行不畅，停滞于经脉或脏腑组织内的血液。《血证论》说："气为血之帅，血随之而运行；血为气之守，气得之而静谧。气结则血凝，气虚则血脱，气迫则血走。"气机阻滞导致血液不能运行，从而形成瘀血。瘀血作为病理产物，阻滞于体内，又会影响气血的运行，脏腑失于濡养，机能失常，生机受阻，势必影响新血的生成。瘀积不行，已经脱离经脉而又凝结不散的血液凝结于脑络，致脑神失常而发病。如《伤寒论》蓄血发狂证。《素问·生气通天论》曰："大怒则形气绝，而血菀于上。"热毒瘀结上冲于脑，如《伤寒论》曰："太阳病其人发狂者……以太阳随经……瘀热在里。"

西医学研究表明，瘀血多与血液流变学相关。常见病理改变为血液黏稠度增高、黏滞性增强、血细胞聚集性增加等。陈可冀院士从血液流变学角度研究血瘀证，得出血液处于高度的浓、黏、聚状态是血瘀证的主要病理特点的观点。李军教授提出对痰瘀证的辨证要结合西医学的新观点，以客观量化指标为依据，尽快确立脑病痰瘀证的微观辨证体系。血瘀证具有病变范围广泛，病理变化多样，临床表现错综复杂的特点。西医学之神经血管性头痛、紧张性头痛、震颤麻痹、外伤性头痛、短暂性脑缺血发作、脑梗死、脑出血、蛛网膜下腔出血、脑动脉硬化症、脑积水、脑性瘫痪、脑震荡、颅内肿瘤、脑脓肿、小舞蹈病、精神分裂症、躁狂抑郁症、癫病、阿尔茨海默病、流行性脑脊髓膜炎、流行性乙型脑炎等疾病的产生均与瘀血密切相关。

《血证论》说："瘀血不行，则新血断无生理……盖瘀血去则新血易生，新血生则瘀血自去。"在一定程度上揭示了瘀血阻滞与新血生成的辩证关系。通腑法的运用，不仅可泻腑实、畅气机，还有利于瘀血的消散及吸收，增强疗效，使新血灌溉五脏六腑，正如《灵枢·营卫生会》说："以奉生身，莫贵于此。"

3.通腑息风

胆与脑均为奇恒之腑，特性相同，均为"藏而不泻"。胆又为六腑之一，泻而不藏。胆汁的正常分泌有助于脾胃的受纳腐熟和运化，以化生气血，给大脑提供营养。胆主决断的机能对于防御和消除某些精神刺激的不良影响，以维持精气血津液的正常运行和代谢，有极为重要的作用。肝主疏泄，分泌胆汁，胆附于肝，藏泻胆汁。两者协调合作，促进脾胃运化，营养头窍。

在内科疾病中，"息风"所指的往往是"平息内风"。内风，是指疾病发展过程中，主要因为阳盛，或阴虚不能制阳，阳升无制，出现动摇、眩晕、抽搐、震颤等类似风动的病理状态。《素问·至真要大论》说："诸暴强直，皆属于风。""诸风掉眩，皆属于肝。"指明了内风的临床表现不仅与外风相类似，而且指出了内风与肝的密切关系。风气内动，主要是体内阳气亢逆变动所致。《临证指南医案》指出"内风乃身中阳气之变动"。内风的病机，主要有肝阳化风、热极生风、阴虚风动、血虚生风等。根据《内经》"风为百病之长"的论述，结合数十年来对刘河间玄府学说及开通玄府治法的深入研究与探索，王明杰教授提出"脑病从风论治"的学术观点，认为脑为清窍，又居高位，最易受风，病多兼风。脑中玄府闭塞是脑病病机的关键，治风宁脑、开通玄府、通窍醒脑，在脑病治疗中具有重要的意义。陈华德教授结合脑病的发病特点，如眩晕、抽搐、震颤、卒中等病均与风邪有关，认为脑为清窍，病多兼风，脑病过程中往往受风邪所累，因此陈教授认为脑与风的关系尤为密切，并提出"百病治风为先，顽症从风论治"的观点，提倡脑病从风论治。王翘楚教授以中医理论为指导，根据"肝主风"和"风善行而数变"的论述，抓住临床症状的共同特点，通过取象比类的方法，将这部分症状归纳为"风"，并从肝风论治怪病（郁证、脏燥、奔豚气等）患者71例，结果痊愈11例，占15.49%，显效11例，占15.49%，有效29例，占40.85%，无效20例，占28.17%，总有效率71.83%。通腑法不仅具有疏达肝气、平息内风、调节脏腑的功能，亦能使胆的疏泄功能正常，脾胃运化的水谷精微能上输清窍。

4.通腑化痰

中医"痰"的学说起源于先秦，发端于汉晋隋，形成于唐宋元，兴盛于明清，发展于现代。在两千多年的发展过程中，历代医家不断研究与创新，在理论与实践方面得以充实与提高，内容日趋系统化。近代医家秦伯未在其《谦斋医学讲稿》中指出"一般均化，较重用消，留而不去则用涤"。提出涤痰法包括荡涤痰涎法和搜逐风痰法。现代对痰病的研究更加系统，研究方向发生了一些新的变化，增加了一些认识痰病的新视角，其治法方药更趋丰富，治疗范围更加广泛，现代医家将痰证治疗由内科杂证逐步扩展到临床各科。近代医家何廉臣治痰善识变证，认为痰涎随气升降，无处不到，变证最多。痰是人体脏腑气血失和、津液运化失常的病理产物，同时又是一种危害甚广的致病因素。徐济民等认为凡能引起水钠潴留、毛细血管通透性增高、滤过压增高、血浆渗透压降低、静脉回流和淋巴回流受阻的病理过程常有痰证的表现，血清总胆固醇、甘油三酯和低密度脂蛋白含量升高是痰证的主要特征。痰为有形之邪，具有随气运行而流动不居的特性。《杂病源流犀烛》曰："故其为害，上至颠顶，下至涌泉，随气升降，周身内外皆到，五脏六腑俱有。"《史载之方》云："世人之疾病，其所以残伤生命之急者，无甚于痰涎。世之医者，乃有见之而不能识，或者识之而不能治，此不幸之人，其残伤夭横者，不可胜数。"认为在由痰所致的诸多病变中，以脑的病性最重，病势最急，病情最复杂，且病程长而缠绵难愈。

从痰浊犯脑的致病范围来看，西医学的脑血管意外、脑萎缩、脑性瘫痪、颅内肿瘤、老年性痴呆、肝豆状核变性、震颤麻痹、多发性硬化、重症肌无力、扭转痉挛、梅尼埃病、儿童多动综合征、血管神经性头痛、脑炎、脑膜炎、躁狂性精神病、抑郁性精神病、精神分裂症、癫痫等病的病理变化，从中医学角度分析皆与痰浊密切相关。对上述疾病，中医学分别从中风、眩晕、神昏、痴呆、头痛、颤病、痉病、瘫病、狂病、郁病、痫病、厥病、惊恐等加以辨证论治，辨痰治痰历来是其中一个重要的方面。

如《诸病源候论》指出："膈痰者，谓痰水在于胸膈之上，又犯大寒，使阳气不行，令痰水结聚不散，而阴气逆上，上与风痰相结，上冲于头，即令头痛。或数岁不已，久连脑痛，故云膈痰风厥头痛。"这是中医学关于痰厥头痛，亦即痰浊犯脑的最早记载。后朱丹溪对中风、头痛、眩晕、癫、狂、痫、厥、郁等多种脑病，皆主张从痰论治，大大开阔了后世医家的思路和视野。时至明清，中医学对神志昏愦、情志失常、运动失衡、知觉障碍等病变与痰浊的关系已有了较深刻的认识，并积累了丰富的治疗经验。

中医学认为，人是一个有机的整体，脑与脏腑在生理上相互联系、相互协调；在病理上相互波及、相互影响。生痰之源根于脏腑，进而继发脑的病理变化。痰是人体气血津液代谢障碍的病理产物，而气血津液的代谢与五脏有着密切的关系。当外感、内伤、饮食、劳倦等原因，导致人体脏腑功能失调、气血运化失常时，便可能形成痰浊。人体一旦有痰生成，便成为一种潜在的致病因素，或停留于脏腑，或布散于血脉，或流注于经络，或凝滞于脑窍，而发生各种痰病；由痰所致的脑病，也正是在脏腑气血偏盛偏衰、痰浊内生的基础上产生的。故对其辨证论治，尤当着眼于脏腑。痰产生于脏腑，凝滞于脑窍，最易蒙蔽神明，影响肢体运动和精神情志。根据痰饮的特点，主张使用疏导之法，使痰饮有所出处，邪去则病自安。

5.通腑泄热

火热内生，又称"内火"或"内热"，是指由于阳盛有余，或阴虚阳亢，或气血郁滞，或病邪郁结而产生的火热内扰、机能亢奋的病理状态。脑位于颅内，由精髓汇聚而成，其性纯正无邪，人体十二经脉、三百六十五络的血气皆上于面而走清窍，脑窍中容不得半点污秽之物，只有保持其纯净清灵才能发挥"元神之府"的功能。若七情干扰，或思虑不遂，或悲喜交加，或喜怒惊恐，皆能导致脏腑功能失调、阴阳失于平和，进而导致气血乖违，痰瘀互结。这些致病因素皆可导致清窍受蒙、灵机呆钝，并引发中风、痴呆、癫狂、头痛等一系列疾病。阳热之邪亢盛，气血并走于上，治当通腑泄热、引血下行。此法通降阳明胃腑之气，折伐肝气的暴逆，而缓解"血菀于上"，并可急下存阴，使肾阴得以保存。

通腑泄热法，是通泄大便以清除里热的治法。《素问·热论》载："其未满三日者，可汗而已，其满三日者可泄而已。"指出热病可泻下而愈。刘河间被称为"寒凉派"的代表人物，善于运用攻下法治疗火热病。吴鞠通根据急性热病的不同情况制定一系列泄热攻下方剂，如宣白承气汤等。由此可见历代医家对攻下泄热的重视。符为民教授认为中风出现的脘腹胀满、矢气频转、燥屎难下等候，乃是中焦蕴蓄痰热，消灼津液使然。他指出中焦痰热蕴结，气机运行不畅，则清阳不升，浊气不降，易上侵清窍，扰乱神志，变生他证而病情加重，故通腑泄热为势所必然。诚如柳宝诒言"热结胃肠，得攻下而解者十居六七"。

刘德桓教授认为温病中杂气侵袭人体导致表里三焦大热，人体气机升降不和，正邪气血清浊不分，与脑病常见火热内郁、气机失调、清阳不升、浊阴不降的病机相似。《伤寒瘟疫条辨》曰："升降散主治温病中杂气所致，表里三焦大热，其证不可名状者，如头痛眩晕，胸膈胀闷，心腹疼痛，呕哕吐食者；如内烧作渴，上吐下泻身不发热者；如憎寒壮热，如身热如火，一身关节酸痛，烦渴引饮，饮水无度者；如四肢厥冷，身凉如冰，而气喷如火，烦躁不宁者；头面猝肿，其大如斗者；如咽喉肿痛，痰涎壅盛，滴水不能下咽者；如遍身红肿，发块如瘤者；如斑疹难出，有似丹毒风疮者；如胸高胁起胀痛。"刘教授常用升降散及加味升降散治疗头晕头痛，强调病机为清浊不分，唯有升其清，降其浊，可以治之。升清降浊，内外通达，气血调畅，使人体气机升降如常，阴阳气血调和。

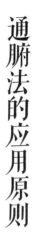

第四章 通腑法的应用原则

第一节 辨病与辨证相结合

中医学认为，人体是一个内外协调统一的有机整体，这种统一不仅存在于机体自身结构和功能方面，而且存在于自然界与社会的适应调节能力方面。基于这一思想，中医学在讨论人体的生理功能和病理变化时，总认为构成人体的各个局部出现的变化都与整体机能有关。因此，中医诊病在诊察局部的同时，还注意全身症状，并充分考虑自然与社会环境等因素可能对人体产生的影响，强调整体观念。若要抓住疾病的本质，必须遵循中医诊断的原则，对病证做出正确判断。每一种疾病的发生发展都有一定的规律性，同一种病在不同的发展阶段、不同患病个体、不同的内外环境下，会有不同的表现形式。由于病与证对疾病本质反映的侧重面有所不同，所以中医在诊断疾病时力求病证结合，认识疾病的本质。辨病有利于从疾病全过程和特征上认识疾病的本质，重视疾病的基本矛盾；辨证则重在从疾病当前的表现中判断病变的位置与性质，抓住当前的主要矛盾。

国医大师李今庸认为辨病与辨证结合包括两个方面：一是以中医理论为指导，在中医病名诊断的基础上再进行辨证的中医辨病与辨证相结合的模式，注重辨识中医的病，更着重辨识中医证候。二是中医辨证与西医辨病相结合的模式，这是在明确西医疾病诊断的同时，进行中医辨证施治，此模式临床广泛应用，有利于进一步明确具体病位、病理和转归等，了解疾病的性质，具有更强的治疗针对性。

在临床实践中，西医学和中医学不断相互渗透、相互影响，辨证与辨病往往需要体现在同一患者身上，辨病与辨证结合诊疗疾病的思维模式作为临床研究的基本方法，采用宏观与微观结合、整体与局部结合、功能与结构结合等综合分析，对疾病做出西医诊断和中医辨证诊断，即"辨病与辨证相结合"。朱邦贤认为有病始有证，唯辨病方能识证，唯识其病证而后可以施治，故病与证密不可分。病者为本、为体，证者为末、为象；病不常变而证多变，病有定而证无定。病证结合是准确找到辨证关键点的唯一途径。病主要反映机体整个生理病理系统的基本矛盾，而证则反映疾病当前阶段的主要矛盾；病决定证的基本特征与发展方向，证体现疾病不同阶段的病机特点；两者结合既掌握了疾病的基本矛盾，又能解决证候的主要矛盾。辨证与辨病相结合应注意防止辨病对辨证的负迁移，在辨证治疗过程中，了解掌握西医的病，有利于了解掌握疾病转归与预后。西医辨病与中医辨证相结合仅仅是临床诊治中的一个模式，而非临床诊治的全部，不能局限于西医病名下呆板的几个证型。好多病一经西医病名诊断，许多医生自然会想起几个中医成方，然后带着这样的思维去望闻问切，忽视患者的主要证候，把患者生搬硬套到某个证型中去，影响临床疗效。正如李今庸所说："中医辨证和西医辨病相结合，必然是使二者发生内部的联系。如果只是在西医病名、病理、治疗的下面规定几个中医的证型和方药的做法，是没有多大意义的，甚至还是有害处的。套上中医的一个或几个处方，守株待兔、刻舟求剑的思维方法是非常错误的。"

通腑法作为治疗脑系病证的常用方法之一，随着医学研究的进展，应用的范畴越来越宽泛，但是同样讲究辨病与辨证相结合。符为民认为脑出血是由瘀热互结动血，络损血溢而发病，从而立活血通瘀为大法，肃清脑腑瘀血，邪去正安。他还认为癫痫、血管性痴呆、顽固性失眠、缺血性脑卒中病理总不离痰浊瘀血胶着，阻于脉道而发病，运用通腑法可使痰瘀排出，六腑通畅。此外有研究显示，通腑法在治疗肝性脑病及肺性脑病中属腑气不通证者，效果较为显著。通腑法虽然应用广泛，但仍需注意病证结合，采用不同的通腑法，才能做到有的放矢。

第二节 重视临床辨证论治

中医临床是根据辨别疾病、诊断证型，结合患者主症，随症加减，即据病、证、症三者以决定中医的治疗原则、方法和方案。辨症、辨病和辨证是中医诊治疾病过程中相互关联、密不可分的3个环节，病证结合、证症相参，有其科学性和合理性。中医学自古以来就重视辨病与辨证的有机结合，只是不同的历史时期，不同的社会文化背景对医家认识和诊治疾病的思维模式具有不同的渗透与影响，故而有辨病论治或辨证论治谁主谁辅之别。从整体观的角度，为我们确定了治疗疾病的原则，依据该治疗原则，确定具体的治疗方法，指导用药。

"辨证论治"作为现代中医学固定术语，正式出现是在1955年。任应秋先生在《中医杂志》上发表了名为"中医的辨证论治体系"一文，以五苓散为例把中医临床证治称为"辨证论治体系"。之所以说"辨证论治"是在任老提出之后才成为中医学的固定术语，是因为任老第一次提出了"辨证论治是中医临床上不可缺少的基本知识"，并认为"中医的辨证论治是注意于生体病变的全身证候，务使生体的生活机能恢复正常状态"。

辨证论治是"理、法、方、药"运用于临床的过程，既不同于一般的"对症治疗"，也不同于西医学的"辨病治疗"。中医的辨证治疗认为一个病的不同阶段，可以出现不同的证候。不同的疾病，在其发展过程中可能出现同样的证候，因此同一疾病的不同证候治疗方法就不同，正如李中梓所说"病不辨则无以治，治不辨则无以愈"。另外金寿山强调辨证论治的枢机是病为纲、证为目，并指出"能辨证而不识病，可谓只见树木不见森林，在诊断上缺乏全局观念，在治疗上会毫无原则地随证变法；当然只识病而不辨证，也就是只见森林不见树木……诊断上虚实不分，治疗上虚虚实实，损不足而益有余。"不同疾病，只要证候相同，则采用相同的治疗方法，此即"异病同治"。辨证论治强调以人为本，决定了它以患者的整体为中心，了解患者的整体变化，在变化中调节，使之达到动态平衡。"辨证论治"的显著优点，是无论多么复杂的病情，都可依据中医四诊所得的资料，从阴阳生长、五行生克制化的规律中，运用四诊八纲方法归纳分析，提出综合治疗的措施，宏观、定性、动态方面的研究有其独到之处。辨证论治的宏观性，决定了它的先进性、全面性，这也是辨证论治存在与发展的前提；它的抽象性、模糊性，也决定了其局限性、片面性。

"辨证论治"内涵不断丰富，对于中医诊断学发展起到了推动作用，但正如秦伯未所言：辨证论治只是中医诊治疾病的一种方法，而并非全部，即使在辨证论治观点深入临床的今天，辨证论治及随症加减仍然是保证中医临床疗效的重要方法。随着科学技术的进步，对于疾病认识的深化，许多医务工作者，借助现代科学技术和手段，对四诊内容进行了深化和扩展，即从人体的不同层次和水平(系统、器官、细胞、亚细胞、分子等)去阐明证候在结构、代谢、功能诸方面的物质基础，并寻找对证候具有诊断价值的微观指标，以期建立证候的诊断标准，这是对"证"微观层次的探索。由此可见，相对于依赖四诊以获得信息的"宏观辨证"而言，它便是"微观辨证"。"微观辨证"是中西医结合的产物，是中医现代化的具体表现之一。"微观辨证"对传统的"宏观辨证"起到了发展、补充和深化的作用，可以在更深层次上认识"证"，对一些中医"宏观辨证"无法辨识的疾病做出明确的诊断，所以近年来已经潜移默化地融入了现代中医的诊疗过程中，成为临床上必不可少的诊疗手段。进行"微观辨证"必须坚持中医基础理论的指导，不能片面地搞所谓"古洋结合"，不能简单用一些西医学名词与"证"划上等号。否则，抛弃中医辨证论治精华，简单地对号入座，必将重蹈废医存药之覆辙。

脑系常见疾病有头痛、卒中、颤证、痉证、痴呆、痫证、癫狂、不寐、痿证，常见的中医证候有肝气郁结证、风痰阻络证、痰湿阻络证、痰瘀互结证、肝郁痰扰证、痰热腑实证、痰蒙清窍证、气滞血瘀证。通腑法在应用时，针对不同证型可以采用不同治法，如平肝通腑法、化痰通腑法、化瘀通腑法、滋阴通腑法等。随着现代人生活水平的提高以及对健康体检的重视，高脂血症的问题愈发突显。国医大师周仲瑛认为高脂血症多为肝肾亏虚、痰瘀阻络，治疗上多从痰瘀立论，采用化痰逐瘀、祛邪通脉之法，配合疏导气机，注重调补脏腑，使脏腑气机调和，邪去正安。由此可见，在临床应用通腑法时，无论采用哪种治法都必须辨证论治，灵活变通。

第三节　中西医结合治疗

西医学以微观辨病、实验定量为核心，从病原因子致病特点和病理损害的多样性来诊断疾病；而中医学是以客观辨证、动态时空过程的定性和模式综合为核心，从机体对病因反应的复杂性，深刻揭示疾病的变化，从不同角度反映疾病的发生发展规律。中医学在复杂疾病、疾病后期调养及亚健康人群的治疗调养等方面具有明显优势，西医学在病因明确的疾病治疗上见效更快。中医学采用"望、闻、问、切"四诊合参的方法，此方法为经验医学，偏宏观，讲究整体观和辨证论治。西医学主要利用相关检查的数据及资料来分析诊断疾病，偏微观，讲究对症治疗。中西医各有优势，二者的有机结合，就是辨证与辨病的结合，宏观与微观的结合，是中西医理论体系的取长补短。

中西医结合的过程，并不仅仅是对传统中医学的发掘、整理、研究、阐述和提高，也是对西医学的丰富和发展。中医诊治是调节整体、改善局部和司外揣内，而西医则是治疗局部、改善整体和察内知外，这就是两种医学在诊治上的最大区别。中西医能在整体和局部观念上互补，也就是把还原论和系统论结合起来，即用现代科学系统方法论，立足于宏观与微观结合，整体与局部并重，并通过多学科的渗透，引入现代技术和循证医学。

中西医结合过程主要体现在两个方面：一是用现代科学的方法研究中医学理论和临床实践，探讨其理论本质，阐明其机理；二是发挥中西医学各自的优势，在临床实践中将中西医有机结合，达到提高医疗水平，改善患者生活质量，降低医疗成本的目的。要实现中西医理论与实践的有机结合，只有精通中医和西医的理论体系，才能在实践中找到它们的结合点，才能自觉地把两者优势有机结合，融为一体。同时还要引入现代科学技术新成果，不断完善和提高，才能做到更好的中西医结合。

阳明腑实证的病情，往往来势较急，病情多凶险。在运用中医药治疗的同时，还要注意西医的扩充血容量、改善微循环、纠正酸中毒等方法，防止出现水、电解质和酸碱平衡紊乱，低血容量休克；针对病原菌选择应用强有力的抗生素；必要时针对病因，通过外科手术的方式及时解除梗阻、恢复血运、清除坏死组织、引流炎性渗液，使病理产物从体内排出，机体气血运行通畅，以达到气血阴阳平和之态。

临床所见高脂血症患者，中医将其归为"痰湿证""郁证"或"湿阻"等范畴。对于高脂血症的治疗，西医往往采用降脂药物，如他汀类、烟酸类、氯贝丁酯类等，但是长期应用此类药物，会产生一定的不良反应，尤以胃肠道反应、肝功能损害等较为常见。停用降脂药物后，血脂水平会迅速反弹。中医运用通腑化浊之法，配合应用降脂药物，不仅能够调节血脂，还能减轻降脂药的副作用。

中西医结合是治疗脑梗死的新思路，可较好的缓解患者临床症状，并减少后遗症。西医主要通过药物治疗防止动脉粥样硬化斑块的形成，降低血液黏滞度，改善脑部血流供应，恢复受损脑细胞的功能，改善运动及语言神经系统的功能，防止疾病进展或复发。有大量临床与实验研究表明醒脑开窍、祛风通络、养肝息风、活血祛瘀、搜风涤痰等都是中医治疗缺血性中风的有效方法。以上诸法均是为了调畅气机，使脉道通利，气血运行通畅。

对于血管性痴呆的治疗，西医常采用扩血管药物增加脑血流量，改善脑细胞代谢，延缓疾病进展，但往往不能从根本上去除病因。中医辨证论治，采用不同治法开窍醒脑，疏通脑腑气机，配合西药治疗，能够恢复患者全身功能，改善认知障碍。梁浩荣等的研究显示，中西医结合治疗中风后抑郁症，不仅能够很好改善患者的病情，并且能减轻抗焦虑、抑郁药物所带来的精神差、便秘、排尿困难、视物模糊等不良反应，腑气得通，则气血调和，百病不生。临床应用时，往往配合西医检验检查等辅助手段，或者以中药为主，西药为辅等，根据患者病情，将中西医有机结合起来，共同发挥作用。

第五章 通腑法的种类和应用方法

通腑法，即通腑泻下法，通过泄浊药物，使邪有出路，从而气机恢复流动通畅，正气自然升清。该法根据《素问·阴阳应象大论》"其下者引而竭之，中满者泻之于内"的理论立法，属于八法之一。具有通大便，荡积滞，泄实热，化瘀血，攻逐水饮、冷积、虫积等作用，可治疗里实证，但通腑不可过用，中病即止，不可过伤正气和津液。

六腑，即胆、胃、小肠、大肠、膀胱、三焦的总称。六腑的形态中空，功能以受纳腐熟水谷、传化饮食和水液、排泄糟粕为主。其生理功能是"传化物"，生理特点是"实而不能满，满则病""通而不能滞，滞则害"，故"六腑以降为顺，以通为用"。正常情况下，六腑保持畅通，才有利于饮食的及时下传、糟粕的按时排泄及水液的正常运行。六腑病变，多表现为传化不通，故在治疗上有"六腑以通为补"之说。在六腑阻滞而表现为实证时，用通泻药物使六腑以通为顺，对腑而言堪称为补；但若出现胃阴不足、膀胱失约等证，治疗又当以补虚扶正为主。对于六腑病证，多用通利祛邪之法治之，故无论何腑病证，无论寒热虚实，无论气滞、血瘀或水饮，均以下法为主治疗。

升降出入是气的基本运动形式，气的升降出入推动和调节着脏腑经络的活动和精气血津液的贮藏、运行、输布。邪气往往影响人体的正常气机，通腑法可以恢复人体气机的正常运行，去除病邪，即通过给邪气以出路来治疗疾病。邪去正安，人体阴阳气血的平衡得以恢复。通腑法不仅是着眼于去除有形之物，更在于祛邪和承顺气机。

张仲景对下法运用自如，依据病邪性质的不同，分别有寒下、热下、滋阴润下、温阳通下、攻逐水饮、活血祛瘀等法。如食积胃脘，便秘不通，则消食导滞通腑；若胆腑不通，则利胆通腑；二便不通者，则利尿通便。脏腑互为表里，对于五脏实证，亦常用"脏实者，泻其腑"之法，通过泻其互为表里之腑，而达到通腑祛邪的目的。如心火上炎，则用清心利小肠之药，使心火从小便而去；若肺热壅盛，则以通腑泄热治之，通过通利大肠而泄肺热。故通腑祛邪的"下法"，在临床上具有极其重要的作用。

孟宪芹认为通腑法可以使气机升降复常，改善气血逆乱；使痰热、积滞降泄，缓解神昏烦躁；引亢盛之火下行，急下存阴。

现代药理研究证实，通腑法可刺激肠胃蠕动，排除胃肠积滞及胃内异常代谢产物，改善胃肠道血液循环，促进腹膜吸收渗出液，降低毛细血管通透性，调节胃肠激素的合成与释放，抑制肠道细菌，通过排便促进细菌及毒素的排出，保护肠屏障，抑制肠内毒素及细菌移位，在多脏器功能衰竭时，对内脏具有保护作用，如减轻肺淤血、脑充血等，运用得当能提高疗效。当然也要注意，使用通腑法的前提是辨证，只有切中病机才能取得效果。

第一节 化痰通腑法

1986年《中风病中医诊断和疗效评定标准》中首次确认痰热腑实证。化痰通腑法是王永炎院士针对中风病急性期"气机逆乱，痰热内蕴，浊毒损伤脑络"的核心病机而提出的通腑降浊、泄热解毒而截其逆乱之大法。

痰热腑实证病机为痰热阻滞，腑气不通，临床表现为腑气不通和痰热壅盛两个方面，主要症状是大便不通，或大便干结，或腹胀腹满，口气臭秽，舌苔黄腻或黄厚腻，舌淡体胖大，而舌苔黄厚腻有本虚之象，但此时急在标实，标实为痰热，脉象弦滑或数，为痰热内阻之征。

便干便秘、舌苔黄腻、脉弦滑是临床应用化痰通腑法的三大基本指征。一般认为，腑气不通即可使用本法治疗，不必等到痰热腑实已成，痞、满、燥、实、坚诸症悉备才用；虽未成腑实，但因腑气不降，浊邪上犯，气血循行受阻而出现神志不清、半身不遂、言语謇涩等症，应遵循"有是证，用是方"的原则，用药当兵贵神速，直捣病所。

王永炎院士提出化痰通腑法，自拟星蒌承气汤，取上病下治之意，脑病胃治，折其冲逆之势，泻火攻下，通其腑气，导瘀热毒邪外出。《素问·五常政大论》曰："气反者，病在上，取之下，病在下，取之上。"《灵枢·终始》曰："病在上者，下取之。"上病下治在临床的具体运用中有很多表现形式，诸如泻下清肺、清心利尿、温阳利水等。《素问·标本病传论》谓："知标本者，万举万当，不知标本，是谓妄行。"

使用化痰通腑法，上病下治，通里攻下，其作用机制：①使腑气通畅，气血运行流畅，以通痹达络，促进半身不遂等症的好转。②可使阻于胃肠的痰热积滞得以清除，使邪有出路，浊邪不得上逆心神，阻断气血逆乱，以防内闭。③急下存阴，以防阴劫于内，阳脱于外，发生抽搐、戴阳等变证。以"疏其壅塞，令上下无碍，血气通调，则寒热自和，阴阳调达"。

星蒌承气汤药物组成：全瓜蒌30～40g，胆南星6～10g，生大黄10～15g（后下），芒硝10～15g（冲服）。方中全瓜蒌清热化痰散结，导痰瘀之热下行，胆南星息风解痉，清热化痰，二者合用清化痰热，散结宽胸；生大黄苦寒峻下，荡涤胃肠积滞；芒硝咸寒软坚，润燥散结，助大黄以通腑导滞。

大便通而黄腻苔不退者，为少阳枢机不利，气郁痰阻，配大柴胡汤化裁。风动不已，躁动不安，加羚羊角、石决明、磁石等镇肝息风之品。瘀血重者，加丹参、桃仁、红花以活血化瘀。黄腻苔呈斑块样剥脱，已见阴伤之势，减生大黄、芒硝、胆南星、全瓜蒌用量，加麦冬、玄参等以育阴生津，有增液承气之意。化痰通腑法适应证明确，运用时当仔细辨别阴阳，把握核心病机，据病机变化随症加减。

如中风因腑实而中焦闭阻，升降失常，浊邪干犯清窍，致神昏、半身不遂诸症加重者，先投承气汤类。若大便得以通泻，腑气畅达，进而可予清化痰热，凉血息风之品。若大便通下之后再次形成腑实，则可再投通腑化痰之剂。若痰热内蕴，阴液内耗，则可加入育阴药，但要注意其剂量，防止阻碍涤除痰热。若至恢复期症见气虚血瘀，可仿补阳还五汤意，治用益气活血法。

此外，在运用化痰通腑法时，要防止伤正，掌握病情变化，不可通泻过度，伤伐正气。根据患者体质调整用药剂量，体壮实者可予重剂，体弱者需用轻剂或攻补兼施，以大便通泻、涤除痰热积滞为度，不宜过量。

王永炎院士提出，在大便通泻之后，从三种舌象的变化，能够暗查病情的转化：一是黄苔或黄腻苔渐渐脱落，代之以薄白苔而舌质转暗淡，此为顺。二是黄苔或黄腻苔持续不退，此时应考虑少阳枢机不利，气郁生热的因素存在，改拟大柴胡汤，往往可使腑气通畅。三是黄苔或黄腻苔迅速剥落而舌质转红绛，此为逆，有复中之危险。

化痰通腑法主要适用于中风病急性期中经、中腑证，急则治标，药猛力专。若中风病患者出现轻度意识障碍，证类属中腑，表现为烦躁不安，或思睡嗜睡，呼之能醒，可回答问题，但移时又睡，大便不通，舌苔黄厚腻，脉弦滑，当化痰通腑。药后患者大便量多、臭秽，其神志状态可有明显的好转。若发病后1~2日仍无大便，而舌苔薄黄或白腻者，腑气不通而燥结未成，有渐成痰热腑实之势，亦可化痰通腑，阻其于未成。中风患者无意识障碍，偏瘫明显，甚或逐渐加重，证类归属中经，若典型痰热腑实证者，可化痰通腑。

中风病基本病机为本虚标实，以肝肾不足为本，化痰通腑法只在迅速去除浊邪，不宜久用。患者每日大便须保持1~2次，或有矢气转出，为腑气通畅。一般大便通下后，保持大便略稀，每日2~3次，两三日后黄厚腻苔即可渐去，此时不再使用化痰通腑法治疗。中风病急性期，虚证表现明显者，不宜使用化痰通腑法。凡遇元气衰败之中风脱证，禁用此法。因此精准运用本法是治疗中风的关键。

曹晓岚指出，应用化痰通腑法时当以祛邪为主，中病即止，防止损伤正气，如有需要可根据患者具体病情适量给予生津养液之品。刘海英主张在中风的治疗过程中根据证候的动态变化，有规律地应用化痰通腑法治疗，以未病防其发，既病防其变，病后防其复为原则，合理调理肠胃，保持腑气通畅。谢颖桢指出，应用此法时应了解患者的禀赋体质、生活习惯、危险因素、发病特征等，将中风病病证演变规律与患者的具体病情相结合，以达到最佳疗效。

西医学还认识到化痰通腑法治疗中风与以下几个方面有关：①降低机体应激反应，调整机体神经功能，稳定血压，降低颅内压，减轻颅水肿，增加脑供氧，调整血管通透性，改善微循环，减轻应激性溃疡和肺部感染等。②可改善人体的新陈代谢，防止肠道有害物质氨类、吲哚等内毒素进入血液循环，预防刺激神经系统产生异常兴奋、烦躁、意识障碍，通腑法泄热解毒，使神志异常等症状好转。③改善脑肠肽对胃肠道的调节功能。通腑法能使血管活性肽、P物质、胃动素的释放量增加，促进胃肠蠕动。

第二节　通腑泄热法

通腑泄热法指攻逐积滞，荡涤实热的一种治法，基于"六腑以通为用"确立，由汉代张仲景首创，以承气汤类为代表，使用泻下的药物通利大便、荡涤肠胃，使蕴积于肠道的宿便、热毒得以泻出，属于祛邪法范畴，可调畅脏腑气机，给邪气以出路，达到泄热祛邪、恢复脏腑生理功能的作用。适用于阳明腑实证，以潮热汗出、腹满痛、便秘、脉沉实等为主要表现，其病理基础为里热炽盛，耗伤津液，肠道干涸失润，燥屎内结。

阳明腑实证病机为邪热入腑，蒸灼津液，化燥成实，结于胃腑，使腑气不通，传化停滞，并迅速耗损津液，而演变成种种病机变化：①燥热与糟粕互结，积于胃肠，阻滞腑气通降，引起腹胀满痛而硬等症状。②腑气不行则肺气不降，引起喘息气急等症状。③燥屎干结，津液旁流而下，可出现自利清水、色纯青等症状。④里热亢盛，发散于外，则见潮热、汗出，蕴蒸于上，使心神受扰，则见烦躁、懊恼、谵语、独语等胃热乘心的症状。⑤热邪深伏，煎灼津液，出现目中不了了、睛不和，甚至迅速陷入神昏等恶候。

通腑泄热法适应于大便秘结，矢气频频，脘腹痞满，腹痛拒按，按之则硬，甚或潮热谵语，手足濈然汗出，舌苔黄燥起刺，或焦黑燥裂，脉沉实，甚则热结旁流，下利纯青，昏厥，发狂等。

热结于胃肠而见痞闷闭塞，脘腹胀满，痛而拒按，按之累累如卵石，大便不通或下利清水，腹中硬满不减，此即痞、满、燥、实俱见。由于临床见症轻重不一，用法亦应斟酌，如自利清水，色青而臭秽，脐腹部疼痛，按之坚硬有块，虽属自利，亦是里热燥屎结于肠中，谓"热结旁流"，仍宜通腑泄热。该法亦可用于治发热，吐衄，口齿咽喉肿痛，痢疾等属热结在里者。

本法可与清热、理气、活血止血、滋阴等法同用。若见腹痛甚剧、瘀热在里者，应与活血化瘀法同用；若见吐血、衄血应与止血法同用；若阴液耗伤甚者应与滋阴法同用。

若平素过食生冷，嗜食油煎肥甘，则易造成食滞中焦、热结胃肠的里证、实证、热证。或他病日久，或治疗不当，郁而化火，结于肠胃，以致腑气不通，此时是症虽非致病之因，而为他病之果，但也反过来加重病情。故运用通腑法不能囿于"有燥屎方可下"的戒律，但凡有"上盛"征象的呼吸道疾病、时行疾病等，均可灵活运用，使邪从下出，从而提高疗效。病机同属热毒内盛，化火上炎，治疗当"上病下取""釜底抽薪"，同时应遵循"中病即止"的原则，通利得当或过失后不应忘记顾护中焦胃气。

若无腑实证，但已是热盛伤营阴之极，应配调胃承气汤以急下存阴。即吴鞠通所谓"存阴退热，为第一要法""留得一分津液便有一分生机"。所以临床上凡是邪热炽盛，虽无腑实之证，亦可运用该法，但需中病即止。

大承气汤药物组成：大黄12g，厚朴24g，枳实12g，芒硝9g。水煎，先煎厚朴、枳实，后下大黄，芒硝溶服。方中大黄苦寒通降，泄热通便，荡涤胃肠实热积滞，是为君药。芒硝咸寒润降，泄热通便，软坚润燥，以除燥坚，用以为臣。硝、黄配合，相须为用，泄下热结之功益峻。实热内阻，腑气不通，故佐以厚朴下气除满，枳实行气消痞，合而用之，既能消除痞满，又使胃肠气机通降下行以助泻下通便。四药相合，共奏峻下热结之功。

阳明腑实轻证，见谵语潮热，大便秘结，胸腹痞满，舌苔老黄，脉滑而疾，或痢疾初起，腹中胀痛，里急后重者，则可选小承气汤，药物组成：大黄12g，厚朴6g，枳实9g。

另有通腑泄热方以通腑泄热，药物组成：大黄10g，芒硝10g，玄参15g，甘草9g。每日1剂，连续服用1~3天，以高热退、大便通、腹胀消为度。该方治各种细菌感染所致之高热证，临床见有高热不退，汗出，谵语，大便秘结不通，舌红苔黄厚或焦燥，脉数实等里实热证。方中芒硝咸寒，润燥软坚，大黄苦寒，清结热，泄实热，两者配合荡涤胃肠积滞，导胃腑实热，可解除邪热传入阳明胃腑致身热、汗出、谵语、大便秘结不通等症，又因热盛于里，阴液受伤，加重里实热证，故方中用玄参甘寒滋润生津，增水行舟，且缓苦寒耗液伤津之弊，甘草调和诸药，缓硝黄之性，保护胃气，一切燥实在里之证，皆可服用。

针灸通腑泄热法：选天枢、大横、上巨虚、合谷、内庭、支沟等穴，用泻法，提插捻转强刺激，间歇留针30～60分钟。病急症重者，1日可针3～4次，以顿挫病势。

第三节　疏肝利胆通腑法

疏肝利胆通腑法指疏肝利胆，通腑攻下的方法，根据《伤寒论》六经辨证法，结合各脏腑辨证法而立，适用于辨证为少阳、阳明合病，或肝胆疏泄失司，湿热阻滞中焦，邪留于半表半里之证。

肝主疏泄，喜条达而恶抑郁，胆能调畅气机，助消化以通降为顺。若饮食不节、情志抑郁、湿热内蕴，则肝胆气郁，大肠传导失职而致腹胀、便秘，或肝气郁结、脾失健运、湿热内蕴而致肝疏泄失职，胆通降不行，导致胆汁淤积，凝聚为砂石，阻滞经络或胆汁泛溢。故对于本病的治疗采用疏肝利胆，通腑攻下法。

少阳阳明合病症见往来寒热，胁肋苦满，呕不止，郁郁微烦，心下痞硬，或心下满痛，大便不解或胁热下利，舌苔黄，脉弦数有力。肝胆湿热症见身目发黄，胁肋胀痛，或胁下有痞块，纳呆，厌油腻，泛恶欲呕，腹胀，大便不调，小便短赤，发热或寒热往来，口苦口干，舌红，苔黄腻，脉弦滑数等。见于急性胰腺炎、急性胆囊炎、胆石症、胃及十二指肠溃疡等属少阳阳明合病者。

《伤寒论》曰："太阳病，过经十余日，反二三下之，后四五日，柴胡证仍在者，先与小柴胡；呕不止，心下急、郁郁微烦者，为未解也，与大柴胡汤，下之则愈。伤寒十余日，热结在里，复往来寒热者，与大柴胡汤；伤寒发热，汗出不解，心中痞硬，呕吐而下利者，大柴胡汤主之；按之心下满痛者，此为实，当下之，宜大柴胡汤；伤寒后，脉沉，沉者，内实，下解之，宜大柴胡汤。"在治法上，病在少阳，本当禁用下法，但在与阳明腑实并见的情况下，就需要表里兼顾。《医方集解》说："少阳固不可下，然兼阳明腑实则当下。"故若病见柴胡汤证，又见肠热之承气汤证者，用小柴胡汤合承气汤治之。方中去缓攻下之甘草、助热之人参，加滋脾通便之白芍，攻下之大黄、枳实。

大柴胡汤组成：柴胡15g，黄芩9g，芍药9g，半夏9g，生姜15g，枳实9g，大枣4枚，大黄6g。方中重用柴胡为君药；配臣药黄芩和解清热，以除少阳之邪，大黄配枳实以内泄阳明热结，行气消痞，为臣药；芍药柔肝缓急止痛，与大黄相配可治腹中实痛，与枳实相伍可以理气和血，以除心下满痛，半夏和胃降逆，配伍大量生姜，以治呕逆不止，共为佐药；大枣与生姜相配，能和营卫而行津液，并调和脾胃，功兼佐使。若兼黄疸者，可加茵陈、栀子以清热利湿退黄；胁痛剧烈者，可加川楝子、延胡索以行气活血止痛；胆结石者，可加金钱草、海金沙、郁金、鸡内金以化石。

《汤本求真》云："余之经验，凡因暴饮暴食，而致急性胃肠卡他、大肠卡他、赤痢等病者，应用大柴胡汤机会极多。"陆渊雷云："夫不大便而用下利，粗工所为，无须昭告，唯下利之可下者，往往迟疑失下，故仲景于此叮咛也。虽然下利之寒热虚实，于何辨之？一曰辨之于腹，腹满硬拒按，脐下热者，阳证可下；腹不满，或虽满而软，不拒按，脐下清冷者，阴证不可下。二曰辨之于屎，屎色焦黄而热臭，或于稀薄中夹杂小结块，或下利清水，色纯青者，皆阳证，可下；屎色淡黄，或白，或青黑，或完谷不化，或如米泔水，其气不甚臭，或臭如鱼腥者，皆阴证，不可下。三曰辨之小便，小便赤涩者，阳证可下；清白不涩者，阴证不可下。更参以舌脉、气息、好恶，虽不能洞垣一方，亦可以十得八九。"胡希恕云："硝黄合柴胡最能下截上肢结热，后世不究《本经》，妄谓柴胡升提，故虽见斯证而不敢用斯药。石膏最能稀释痰涎，于此证候，最不可少。"又云"喘促不宁，痰涎壅滞，右寸实大，为气逆津结上焦之象。通上焦，下津液，和胃气，唯柴胡具此特长，仲景已有明示，故此宜大柴胡汤加芒硝，或更加石膏，宣白承气实无必要……总之，下之不通，多属下之不合法，柴胡以利胸胁之结，甘草以缓大肠之急，此为吾人屡屡经验之事实。硝黄虽能攻下，每为药物配合之失当，而难达所期之效果。余如吾以芩、连、栀子等味，以下热结；伍以桃仁、丹皮、水蛭、虻虫等味，经下瘀血；治结胸则合甘遂、大戟、芫花；治发黄则合茵陈、栀子。只要随证而施，无不投则立验，若执片脉症，而臆度处方，则未免失之过远。"

第四节 温阳通腑法

温阳通腑法，指温阳散寒、通下积滞的方法，适用于里寒积滞实证与阳虚寒积证。以里寒积滞、便秘、腹痛肢冷为主症，此时寒邪非温不去，积滞非下不除。

里寒积滞证因外感寒邪，积聚胃肠，阴寒内结，或阳气不足，寒从中生，久成寒积，阻于肠道，可致升降之气机痞塞，胃肠失于传导，糟粕不行而成冷秘。《儒门事亲》认为"留结寒热于内"是邪气导致的气血瘀滞的病理状态。

寒积里实证，症见腹痛便秘，胁下痛，发热，手足厥冷，舌苔白腻，脉弦紧。阳虚寒积证，症见腹痛便秘，脐下绞痛，绕脐不止，手足不温，苔白不渴，脉沉弦而迟。

寒邪积滞阻于肠道，可致传化失职，故大便秘结。寒性凝滞，寒实内结于肠道，可致升降之气机痞塞，兼之大便不通，不通则痛，故见腹部或胁下疼痛。此时，"非温不能散其寒，非下不能去其积"，只有温里通腑法才能去其寒实积滞。若因脾阳不足，寒积内结，为正虚邪实，单纯温补则积滞不去，单纯泻下则更伤脾阳，应泻下之中辅以温补。

温阳通腑法以里寒积滞、便秘、腹痛肢冷为辨证要点。本法适用的主症与通腑泄热法的主症相反，前者系阴寒实邪之寒结，后者系邪盛正不虚之热结。本法使用后如大便通利，可转危为安；如呕吐、肢冷、脉搏转细，是病势恶化的表现。

本法可与益气健脾、理气和中、回阳救逆等法合用。若见脾胃虚寒、面色㿠白、神疲乏力等症应与益气健脾法同用，若见腹痛而胀应与理气和中法同用，若使用本法后见虚脱之症应与回阳救逆法同用。

外寒直中型——大黄附子汤证。因天气变化，寒邪直犯肠道，此为外寒客肠，当属实寒；亦可因饮食生冷，直中胃腑，导致肠内虚寒。寒主凝滞收引，寒邪客肠，肠道传导失司，腑气不通，发为寒积便秘。《金匮要略》曰："胁下偏痛，发热，其脉紧弦，此寒也，以温药下之，宜大黄附子汤。"本条论述了寒积腹痛的证治，开创了温下的先河，本证主症是大便不通、胁腹疼痛。外寒直中，气机郁滞，寒积即成，寒实内结于阳明胃肠，其气上犯，壅滞于胆，致使少阳胆气不得伸展而发为胁腹疼痛。

大黄附子汤组成：大黄9g，附子12g，细辛3g。本方重用辛热之附子，温里散寒，止胁腹疼痛，以苦寒泻下之大黄，泻下通便，荡涤积滞，共为君药；细辛辛温宣通，散寒止痛，助附子温里散寒，为臣药。大黄性味虽属苦寒，但配伍附子、细辛之辛散大热之品，则寒性被制而泻下之功犹存，为去性取用之法。

阳虚寒积型——温脾汤证。温脾汤主治阳虚寒积腹痛，药物组成：大黄15g，当归9g，干姜9g，附子6g，人参6g，芒硝6g，甘草6g。本方附子配大黄为君，用附子之大辛大热温壮脾阳，解散寒凝，配大黄泻下已成之冷积；芒硝润肠软坚，助大黄泻下攻积，干姜温中助阳，助附子温中散寒，均为臣药；人参、当归益气养血，使泻下不伤正，为佐；甘草既助人参益气，又可调和诸药，为使。诸药协同，使寒邪去，积滞行，脾阳复。

从病因角度看，温阳通腑法针对的是人体内有形之邪属寒者，即继发性病理产物，包括体内寒邪与食、痰、水、血、虫等的结聚物，或外感寒邪、疫疠直中引起的有形之邪形成。从病位角度看，温阳通腑法的病位主要在中下焦，对于病位在上的，采用上病下取。从病性角度看，温阳通腑法针对的是寒实或寒实兼虚。

温阳通腑法应用时应注意以下几点：①表证未解，里实未成，不得妄用。该法属于下法，所以下法的禁忌也适用于该法。如表证未解，里实未成，不得妄施泻下，误下会使邪气内陷。若表证未解而里实已成，宜表里双解。②无积滞的证候，不宜用该法。③里热实积证，不可用该法。因本证肠胃积热，若用温热大毒之品，虽现下利，必反损阴气，暗耗津液，燥热转增，预后及转归较差。④该法作用较强，孕妇、产后、月经期及年老体弱者，均应慎用。如果应用，得效即止，慎勿过剂，过剂损伤胃气。若损伤胃气，宜糜粥自养，勿骤进油腻。

第五节　化瘀通腑法

化瘀通腑法为泄热攻下与活血化瘀同用的方法，适用于瘀热互结证，不论瘀血在上焦还是下焦。《伤寒论》中邪在太阳不解，化热随经传腑，与血搏结于下焦。以少腹急结，小便自利，脉沉实为主症。邪热随经传腑，与血相搏结。

瘀热互结证病机为温热病邪深入营血，煎熬成瘀，热瘀相互搏结，出现经脉闭塞，脏腑瘀血阻滞的证候。

血蓄于少腹，因其病不犯膀胱，故小便正常。膀胱为储尿之器，尿液按时排出，故即使人患肾病，有血入之，不久也必尿血而出，不致蓄于膀胱也。腹部有瘀血则满，故有"少腹满"。然"少腹满"亦可见小便不利者，此多为膀胱因热而闭，病为淋，症见小便短少而痛。故若小腹满而不知蓄血与否，多辨之以小便。小便利而少腹满者多为蓄血之证，小便不利而少腹满者多为膀胱热闭证。

血蓄于大肠，则可见腹胀满，转矢气稍平，大便行则部分瘀血随之而下，故见便血，但其便当硬。蓄血证便血与脾虚便血之区别：脾虚便血者多大便溏泄，蓄血证便血之大便多燥硬。

血瘀于子宫或肠道，其热上攻则阙上或胀或痛，其热熏灼神经则其人如狂、善忘也。血瘀于内，瘀必化热，热不得宣泄则血多妄行，故从人体最表、最薄之处溢出而成为鼻衄，俗称"倒经"。

近代伤寒大家陈慎吾老先生云："新瘀血证似少阳，久瘀血证似阳明。"因"血不利即为水"，体内初有瘀血（新瘀）时，因血液运行不畅，则水液也运行不畅，就出现了少阳病症状。此时若用小柴胡汤改善三焦水液循环，则效果不佳，只有用桃核承气汤除去体内瘀血，血运畅，水运也畅，则少阳病症状自然消失。如人体内久有瘀血，血运不畅及水运不畅既久，可出现燥屎、身黄、少腹硬满等阳明病症状。

瘀热互结证的临床表现为发热昼轻夜重，肌肤灼热，神情烦躁，或神昏发狂，或便血、尿血，或有痛处固定不移，形体羸瘦，口干，肌肤甲错，斑疹紫黑，肢厥甲青，舌质紫暗或有瘀斑，脉细涩而数。本证的形成原因：①温热之邪深入营血，热灼营阴，煎熬成瘀，瘀热互结。②热病过程中，适值妇女经水来潮，邪热深入血室，瘀滞胞宫，或产后发热，恶露不尽，热与瘀阻相互搏结而成。③素有瘀血与邪热互结。

《伤寒论·辨太阳病脉证并治》曰："太阳病不解，热结膀胱，其人如狂，血自下，下者愈。其外不解者，尚未可攻，当先解其外。外解已，但少腹急结者，乃可攻之，宜桃核承气汤。"《医学达变》云："如太阳证，邪热不得汗泄，随经而入营分，致血不荣于经，身目发黄，谵语如狂，喜忘，漱口不欲咽，若小便自利，小腹硬痛者，此为蓄血也，以桃仁承气汤下。"桃核承气汤组成：桃仁12g，大黄12g，桂枝6g，甘草6g，芒硝6g。水煎前四味，芒硝冲服。泄热攻下与活血化瘀同用，因热盛于瘀，治当清中寓化，泻中寓破，达瘀热并除的目的。药后微利，邪有出路。方中桃仁苦甘平，活血破瘀，大黄苦寒，化瘀泄热，二者合用，瘀热并治，共为君药。芒硝咸苦寒，泄热软坚，助大黄化瘀泄热；桂枝辛甘温，通行血脉，既助桃仁活血化瘀，又防硝黄寒凉凝血之弊，共为臣药。桂枝与硝、黄同用，相反相成，桂枝得硝黄则温通而不助热，硝黄得桂枝则寒下又不凉遏。

《伤寒来苏集》言："若太阳病不解，热结膀胱，乃太阳随经之阳热瘀于里，致气留不行，是气先病也。气者血之用，气行则血濡，气结则血蓄，气壅不濡，是血亦病矣。小腹者，膀胱所居也，外邻于冲脉，内邻于肝。阳气结而不化，则阴血蓄而不行，故少腹急结；气血交并，则魂魄不藏，故其人如狂。致病必求其本，气留不行，故君大黄走而不守者，以行其逆气；甘草之甘平者，以调和其正气；血结而不行，故用芒硝咸以软之；桂枝之辛以散之；桃仁之苦以泄之。气行血濡，则小腹自舒，神气自安矣。此又承气之变剂也。此方治女子月事不调，先期作痛，与经闭不行者最佳。"不论瘀血在上焦还是下焦，只要符合瘀热互结，皆可加减使用。桃核承气汤原治下焦蓄血，现用于上部瘀血之面红目赤及瘀热上冲所致的吐衄，取其破瘀、降气泻下之功，引血热下行，以平降上逆的瘀血，可谓反其"位"而用之。

第六节 滋阴通腑法

滋阴通腑法是滋阴增液，泄热通便的方法。适用于热结阴亏证，即阳明热邪凝结胃肠，燥屎不下，阴液匮竭，正虚邪实，邪无出路的病证。

症见燥屎不行，下之不通，脘腹胀满，口干唇燥，舌红苔黄，脉细数。燥热灼津，糟粕凝结，形同羊屎，嵌顿于肠而不得排出体外，此证燥热已深，腑气阻塞，故可五六日，甚至十余日不大便，以致腹满疼痛，或见绕脐作痛，腹满不减，虽减亦不足道。此证肠实而胃满，腑气受阻，故不能食，燥热内焚，除伤自身津液而见汗出、潮热、谵语外，还要下劫肝肾之阴，出现"目中不了了，睛不和"等伤阴证候。

《伤寒论》云："阳明病，谵语有潮热，反不能食者，胃中必有燥屎五六枚也，若能食者，但硬耳。"故"燥屎"与"大便硬"的概念并不相同。大便硬指大便干硬，而尤能成条；燥屎指大便成球，而不是成条，所以才叫"燥屎五六枚也"。代表方为增液承气汤，组成：玄参30g，麦冬24g，细生地黄24g，大黄9g，芒硝5g。本方为滋阴泄热，增液行舟之剂，温病热结，津液亏耗，燥屎不行，下之又不通，此是无水舟停。玄参、生地黄、麦冬为增液汤，壮水滋阴，润肠通便；配硝、黄软坚散结，泄热通便，以便舟行。阴虚液枯，燥屎不行，下之徒伤其阴，润之又有恋邪之弊，以增水行舟之法，使燥屎顺流而下，增液以扶正，承气以逐邪，硝、黄配增液汤，下之而不伤其阴，增液汤伍硝、黄，润之而无恋邪之弊。

若见神倦少气，则选新加黄龙汤加减，药物为细生地黄15g，生甘草6g，人参4.5g（另煎），生大黄9g，芒硝3g，玄参15g，麦冬15g，当归4.5g，海参2条，姜汁6匙。方中大黄、芒硝急下燥热以存阴气，人参、当归补益气血，麦冬、生地黄、玄参、海参滋阴养液，姜汁、大枣、甘草固护胃气，调和诸药。全方泄热通便与滋阴益气并行，使正气得运，阴血得复，则药力得行，大便可通，邪热自平。

清代陈素中说："虚人积结于内，攻之不行，乃肠胃枯竭之故，故加人参、当归于承气汤中，助其气血，乃肠胃枯竭之故，故节庵加人参，当归于承气汤中，助其气血，以建背城之功。即如参苏饮中用人参佐表药之义。"吴瑭谓："此处方（新加黄龙汤）以无可处之地，勉尽人力，不肯稍有遗憾之法也。旧方（黄龙汤）用大承气汤加参、草、当归，须知正气久耗，而大便不下者，阴阳俱惫，尤重阴液消亡，不得在再枳、朴伤气而耗液，故改用调胃承气，去甘草之缓急，合人参补正；微点姜汁，宣通胃气，代枳、朴之用，合人参最宜胃气，加麦、地、玄参保津液之难保，而又去血结之积聚。姜汁为宣气分之用，当归尾宣血中气分之用。再加海参者，海参咸能化坚，甘能补正。按海参之液，数倍于其身，其能补液可知，且蠕动之物，能走络中血分，病久者必入络，故以之为使也。"

第七节　通腑开窍法

通腑开窍法是通腑法和开窍法合用的方法。用于在腑气不通的基础上发生脑窍被毒、痰、瘀、风等浊气所蒙闭，脑窍蒙闭和腑气不通相互影响，形成恶性循环。治疗时通腑法与开窍法合用，浊去正安，开窍醒神，交通气机，使脑主元神之职能复常。方如牛黄承气汤、涤痰丸、大承气汤、牛黄凉膈散等。

牛黄承气汤（《温病条辨》）组成：安宫牛黄丸2丸，大黄末12g。将安宫牛黄丸化开，调入大黄末。先服一半，不知再服。功效为通腑开窍，主治热入心包，神昏谵语，兼有腑实者。

通腑开窍法是治疗痰热蒙蔽心包而兼大肠燥结的常用疗法。主要见症是邪闭心包，神昏谵语，大便闭结，饮不解渴，急宜通腑开窍。如《温病条辨》指出："阳明温病……邪闭心包，神昏舌短，内窍不通，饮不解渴者。牛黄承气汤主之。"药用安宫牛黄丸加大黄同服，用安宫牛黄丸开手少阴之闭，入大黄急泻阳明，以救足少阴肾液之消亡，上下同治，方可两全，此乃两少阴合治法。临床广泛应用于治疗肝性脑病、急性脑损伤、急性脑卒中等疾病。

通腑开窍法的机理在于清心开窍，通腑泄热，调畅气机，输布津液，顿挫热势，揭示了该法治疗发热的实质。

第八节　理气通腑法

理气通腑法以理气为主，以达腑气畅通的目的。常用于气虚气滞、肠腑不通的患者。过食肥甘厚味、饮酒过度致脾失健运，肝脏失其疏泄条达则郁滞，醇酒厚肥之物阻碍化生气血精微，气机不利，气血运行不畅，致水湿、积食、痰浊、瘀血互结。本法意不在通便，而在于行气通腑。

理气通腑法适用证：①胃气阻滞，腑气不通的胃脘痛，代表方为金铃子散合承气汤。②肝气郁滞，横逆犯胃，胃气上逆之呃逆，腑气不降势必影响胃之和降，致胃气上逆动膈而加重呃逆频作，根据"六腑以通为用"理论，以通法治疗，以理气通腑为基本治法，以五磨饮子为主方，取木香、乌药解郁顺气，枳壳、沉香、槟榔通腑降气，再加丁香、代赭石降逆止呃。③因肝气不疏，横逆犯胃，胃失和降之呕吐，方选四逆汤加减，以疏肝理气、和胃降逆。④因肝气郁结，气机不畅，疏泄失司之腹痛，方选柴胡疏肝散加减。⑤因肝脾气滞，腑气不通之便秘，方选六磨汤加减。

董建华先生认为肠病实证多与胃有关，虚证多与脾有关，治肠病多从脾胃入手，调理脾胃宜合其升降，使燥湿适度。肝胆与脾胃升降有关，治疗中又多注重调肝。外邪侵袭以祛邪为主，脾胃本虚以辅助正气为主，本虚标实，则标本兼顾。治肠病多用理气通腑法，本法适用于肠胃之气壅滞不行而成大便秘结或不爽，胃脘胀满，嗳气食少，口臭口干，舌红苔薄黄，脉滑等症。董老创理气通腑止泄方，药物组成：槟榔10g，枳壳10g，瓜蒌15g，紫苏梗10g，香附10g，陈皮10g，木香6g，砂仁3g，莱菔子10g，香橼皮10g，佛手6g。若大便秘结甚者，加酒大黄3g。

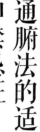

第六章 通腑法的适应证和禁忌证

第一节 通腑法的适应证

六腑以降为顺,以通为用。正常情况下,六腑须保持畅通,才有利于饮食的及时下传、糟粕的按时排泄及水液的正常运行,故通腑法适用于六腑传化发生阻滞的病证。当腑气不通表现为实证时,用通泄药物使六腑以通为顺,对腑而言堪称为补;若出现胃阴不足、膀胱失约等证,治疗又当以补虚扶正为主。对于六腑病证,多用通利祛邪之法治之,故无论何腑病证,无论寒热虚实,无论气滞、血瘀或水饮,均以通腑法为主。

"六腑以通为用"的理论,对于疾病的诊治,具有重要指导意义。医圣张仲景对此论述颇多,涉及"下法"之治,就有50余方。"伤寒"类病证,多邪气内陷,阻隔不通,形成多种急证。病在上,聚于胸膈者,创大陷胸汤证、小陷胸汤证;病在中,聚于胃肠者,形成阳明腑实证,创承气汤证;病在下,有太阳蓄血、蓄水之腑病,而创抵当汤、五苓散等证。杂病类:对腹胀、腹痛,用大柴胡汤、厚朴汤;黄疸者,用茵陈蒿汤、栀子大黄汤;肠痈者,用大黄牡丹汤类;饮证者,用葶苈大枣泻肺汤等。无论外感内伤,只要有腑气不通,均用大黄以通腑,体现了"六腑以通为用"这一宗旨。金元时期,著名医家张从正更是把此理论发挥到了极致,尤其推崇下法,并创立了"攻下派"。对"大积大聚,大病大秘,大涸大坚"均给予下法,并曰"下药乃补药也"。"通"乃广义,包括通、泄、消、吐诸法。《温病条辨》在《伤寒论》基础上,根据脏腑间的病理生理关系及有形热结的各种兼证、变证，分析多脏腑的协同作用可致腑气不通，非独胃肠，但不离胃肠，采用受累脏腑合治法治疗腑气不通诸证。

由此，通腑法不局限于治疗胃肠病证，各科医家应用其治疗多脏腑疾病，疗效显著，该法也得以传承和发展。

一、卒中

卒中的基本病机是阴阳失调，气血逆乱，主要病理因素是风、火、痰、气、瘀。《中藏经》有记载，"人病中风偏枯，其脉数，而面干黑黧，手足不遂，语言謇涩，治之奈何？在上则吐之，在中则泻之……泻谓通其塞也，补谓益其不足也"，明确提出通泻之法可治疗中风病。金元时期就有用通腑法治疗中风病的记载，张元素最早用三一承气汤治疗中风病，刘河间以三化汤治疗中脏之人，李东垣将通腑方药用于中风中腑之人。明代王肯堂用三一承气汤治疗中风便秘，牙关紧闭，浆粥不入者。清代沈金鳌不仅对中风腑实证的症状有了基本认识，并以大便是否秘结来判断病邪的深浅和病理转归。近代医家张锡纯认为通腑可以降胃泻肝而治疗"脑充血"。

通腑法防治中风病有丰富的理论基础。在生理上中医认为大肠与脑通过经络关联，现代脑肠肽理论和肠神经理论更加明确了肠脑之间的关系。临床中通腑法治疗中风病还遵循了传统中医的未病先防、上病下治、脏病腑治和以通为补的防病治病法则。在中风病病因病机方面，通腑法一方面有助于推陈致新，调理脾胃，使气血生化有源，以扶养正气，驱邪外出；另一方面针对内风的发生，通腑法可使火、热、痰从大肠而出，又可以急下存阴，使气血津液正常化生和输布，防止因虚致风。

要使暴逆之气血得平，无论是平肝潜阳，还是化痰通络，均不及通腑下气快捷效速，若能及时清除阻滞于肠胃间的痰热积滞，畅调中焦，腑气通调则气血敷布复常，气血逆乱得以纠正，浊气就不得上扰神明。另外，还可急下存阴，以防阴竭于内，阳脱于外。根据卒中的基本病因病机，结合急性期的病证特点，采用通腑醒神、化痰开窍的方法，往往能迅速改变疾病状况，有利于神志及半身不遂等症状的恢复。

通腑法治疗中风的内涵有四：①通腑泻下，通降阳明胃腑之势，畅中州通降之机，直折肝阳暴逆。②上病下取，引导血热下行，使邪出有路，缓解在上之"血菀"，气血得降，痰热消散，元神之府自然清静。③泻下祛瘀，推陈致新，使风火痰瘀有其出路，气血得以敷布，病情得有转机。④痰热燥结清除，中焦升降气机通畅，上下相通，有利于气血运行通畅，达到清气上升、浊气下降的目的。采用通腑法给邪以出路，釜底抽薪，达到上病下取，以下为清的目的，以此平抑肝风痰火上逆之势，清解血分瘀热之蒸腾。

西医学认为在中风病的治疗上，急性期应用通腑法可清除肠源性的毒素，改善新陈代谢，使自主神经功能紊乱得以调整。同时还可降低腹压和稳定血压，使颅内压和脑水肿得以纠正。通过脑肠轴机制而抑制炎性反应，调节血液流变学，避免机体在应激的状态下遭受全身性炎性反应侵害，减轻神志障碍，起到排毒护脑的作用，帮助患者度过急性期。恢复期应用通腑法可除痰癖腑实之标，降气化浊，使气行血运，痰癖随之去除，闭开络通，通过胃肠排空，增强患者进食欲望，使得气血津液生化有源，以通为补。后遗症期应用通腑法既可通便，改善临床症状，又可防止复中。

有研究表明应用化痰通腑法，选用星蒌承气汤，对急性脑出血大鼠应激性肝损害具有一定的治疗作用，该方能够明显降低急性脑出血大鼠肝损害细胞凋亡数，改善肝组织病理学结构，减轻急性脑出血肝脏损伤的程度，提高肝功能水平，对急性脑出血应激性肝损害具有缓解作用。

孟宪英等认为脑出血病机多属本虚标实，其发病急骤，病势凶险，大壅大塞之象骤现，此时平肝潜阳、降逆、下引诸法均缓不济急，唯有通腑攻下为最宜，腑气既通，诸症自减，可采用通腑六法：①涤痰通腑法，适用于脑出血病急性期，痰热腑实、风痰上扰者，治宜涤痰通腑，治以星蒌承气汤加味（胆南星、瓜蒌、生大黄、芒硝、天竺黄、枳实、半夏、川贝母、橘红）。②息风通腑法，适用于肝阳暴亢、风阳上扰、腑气不通者，治宜息风潜阳、通腑泻下，以镇肝熄风汤合调胃承气汤加减（白芍、天冬、怀牛膝、代赭石、玄参、龟甲、茵陈、生龙骨、生牡蛎、天麻、石决明、大黄、芒硝、橘红、竹沥、天竺黄）。③化瘀通腑法，适用于脑出血急性期瘀血内闭、气机逆乱、腑气不通者，治宜通腑化瘀，以桃核承气汤或下瘀血汤加减（大黄、芒硝、土鳖虫、水牛角、赤芍、三七粉、茜草、牡丹皮、花蕊石）。④开窍通腑法，适用于脑出血之闭证，里热内盛，腑实燥结者，治宜辛凉启闭，通腑泄热，以牛黄承气汤加减（大黄、芒硝、枳实、羚羊角、天竺黄、郁金、石菖蒲，溶安宫牛黄丸或至宝丹鼻饲）。⑤降火通腑法，适用于脑出血五志过极、心火暴甚者，治宜降火醒神、通腑开窍，用三一承气汤加味（大黄、芒硝、枳实、厚朴、天竺黄、胆南星、甘草，溶牛黄清心丸鼻饲或口服）。⑥逐水通腑法，适用于脑出血急性期剧烈头痛、呕吐者，治宜化浊逐水、通腑醒神，体质强壮者，可予十枣汤、控涎丹、舟车丸水溶后灌肠，鼻饲至宝丹；体虚气弱者，可予疏凿饮子、猪苓汤、龙胆泻肝汤灌肠或口服，鼻饲苏合香丸。

脑为元神之府，重症颅脑损伤后，脑髓神机受损，气机逆乱，脏腑功能失调，痰浊、水饮速生，郁而化热，从而形成瘀、痰（饮）、热互结的局面，导致脑窍闭塞，元神被困，五脏失统，六腑气闭，变证丛生，可见昏迷不醒，痰涎壅盛，腹胀呕血，高热不退，大便不通，舌苔黄厚，脉弦滑数等症。通腑泄热类药物配合活血化瘀、开窍醒神之品既可通畅腑气、祛瘀达络、敷布气血，又可清除阻滞于胃肠内的痰热积滞，使浊邪不得上扰神明，气血逆乱得以纠正，从而可达到脑通神明之目的。

二、外感热病

外感热病乃由时邪病毒经口鼻或皮毛而入，邪在卫分，卫气被郁，开合失司，则发热，微恶风寒，无汗或有汗不畅；邪热病毒熏蒸于上，故头晕、头痛、咽喉肿痛；邪毒袭肺，肺气失宣，故咳嗽；重症者肺热炽盛，肺气不降，热伤津液，故大便秘结不通，口渴；病邪伤及阴血，故舌质淡红或红绛，苔薄黄或黄厚；邪毒在卫表，故脉浮数或滑数。

外感热病具有一定的传染性、流行性，冬春为多，其绝大部分证候为温病之证候，历代医家多按温病论治，实为时行感冒与温病混淆不辨。外感热病纳入温病的范畴较为合理，但与温病又有所不同。由于时邪病毒侵袭肺卫，致卫气郁闭，故无汗或汗出不畅，此邪无出路之一；另外，重者肺热炽盛，肺气不降，热伤津液，大多致腑气不通，传导失常，故大便秘结不通，此邪无出路之二。邪毒不去，则发热或壮热不解，邪祛则正安，祛邪则热解。而临床上大多数医生应用银翘散之属以辛凉解表，而对热甚便秘不通者疗效平平，纵有汗出而热不解，何哉？忘通腑泄热也。中医理论认为"肺与大肠相表里",应用通腑泄热法给邪以出路,常能达到出奇制胜,病即止,釜底抽薪的效果。该法增加了麻杏石甘汤泄热之功,使病邪汗、便双解,邪热清。增液承气汤中的大黄、芒硝泄热通便;生地黄滋阴增液,使"水能载舟"。麻杏石甘汤中的麻黄解表发汗,宣肺平喘;石膏清肺热、生津;杏仁降肺气,止咳;炙甘草调和诸药。诸药合用,共奏通腑泄热,辛凉疏泄之功,病邪解,邪热清,病愈矣。

三、呼吸系统疾病

肺与大肠相表里,在生理病理上体现在肺、大肠协调气机升降方面,肺气机失调,表现为咳嗽、气喘或胸闷,日久则影响大肠的气机运行,使大肠水谷传导代谢功能失调,进一步影响肺气的宣发肃降而加重病情。

《伤寒论》载:"阳明病,脉迟,虽汗出不恶寒者,其身必重,短气,腹满而喘,有潮热者,此外欲解,可攻里也,手足濈然汗出者,此大便已硬也,大承气汤主之。""患者小便不利,大便乍难乍易,时有微热,喘冒不能卧者,有燥屎也,宜大承气汤。"《金匮要略》曰:"咳家其脉弦,为有水,十枣汤主之。""下利肺痈,紫参汤主之。"张仲景发现阳明病燥屎内结,肠病及肺出现短气、腹满而喘等,应用大承气汤泻之,使得大肠腑气得通而肺热消。而水湿侵肺,则以十枣汤泻下通腑,让水邪从大肠而出,则咳嗽可止。

《中藏经》中明确提出:"大肠者肺之腑也,为传送之司,号监仓之官,肺病久不已,则传入大肠,手阳明是其经也。寒则泄,热则结,绝则利下不止而死。"隋代巢元方基于《内经》理论在《诸病源候论》中提出"肺与大肠合,大肠为腑主表,肺为脏主里"。孙思邈在《备急千金要方》中言:"凡皮虚实之,应主于肺大肠。其病发于皮毛,热则应脏,寒则应腑……肛门者,主大行道,肺、大肠候也,号为通事令史……若脏伤热,则肛门闭塞大行不通,或肿缩入生痛。若腑伤寒,则肛门开大行洞泄,肛门凸出,良久乃入。"认为肛门、皮毛均候肺与大肠,出现实热性疾病多与肺脏相关,而出现虚寒性病变时则多与大肠相关,从而将"肺与大肠相表里"的理论进一步拓展应用于临床实践。

宋金元时期运气学说盛行,刘完素基于《内经》中的运气学说在《素问玄机原病式》中言:"阳明燥金,乃肺与大肠之气也。"《素问要旨论》

言："阳明燥化，又为清化，卯酉之气，肺与大肠之病也，以燥为本……热气大来，火之胜也，燥金受邪，肺病生而流于大肠也。"结合运气学说，刘完素认为阳明燥金乃肺与大肠之气，最易受燥邪和火热之邪的侵袭。李东垣重视对人体脾胃的调理，他认为肺与大肠之间存有气血津液的相互联系，而脾胃为气血津液生化之源。《脾胃论》曰："大肠、小肠受胃之荣气，乃能行津液于上焦，灌溉皮毛，充实腠理……庚大肠，辛肺金为热所乘而作，当先助元气，理治庚辛之不足，黄芪人参汤主之。"李东垣认为在病理情况下可以通过调护脾胃来生化元气，对肺与大肠疾病进行治疗。《丹溪心法》曰："肺与大肠为表里，故肺藏蕴热，则肛门闭结；肺藏虚寒，则肛门脱出……治之必须温肺藏，补阳胃，久则自然收矣。"杨士瀛在《仁斋直指方》中说道："若夫气不降而谷道难，噫逆冷满，必有其证矣……气不下降，则桔梗枳壳汤……然而大肠与肺为表里，大肠者，诸气之道路关焉。"充分认识到了气机的升降失常在肺与大肠疾病病机中的作用。

明清时代，温病兴起，医家们运用"肺与大肠相表里"的理论指导温病的治疗，指出伤寒、瘟疫多见于阳明或因邪疫从口鼻而入，并为温病学的发展奠定了基础。《先醒斋医学广笔记》曰："伤寒、瘟疫，三阳证中，往往多带阳明者，以手阳明经属大肠，与肺为表里，同开窍于鼻；足阳明经属胃，与脾为表里，同开窍于口。凡邪气之入，必从口鼻，故兼阳明证者独多。"《温病条辨》言："阳明温病，下之不通……喘促不宁，痰涎壅滞，右寸实大，肺气不降者，宣白承气汤主之。"宣白承气汤是"肺与大肠相表里"指导温病治疗的一大重要成果。此外，王孟英在《温热经纬》中提到温热之邪自鼻吸入，由肺传入胃肠，由脏入腑是顺传，下利是热邪自寻出路的表现，温病出现阳明腑病便秘、下利等是由肺热下传肠腑所致，根据"肺与大肠相表里"的理论应该通腑清肠以宣降肺气。综上所述，"肺与大肠相表里"的理论经多个时代的发展已日趋成熟，对指导临床治疗各种肺病有着重要意义。

慢性阻塞性肺疾病急性加重期运用通腑法，是以《内经》脏腑相关学说"肺与大肠相表里"为立法依据，该法是运用泻下或润下的药物，以通导大便、去除积滞、泄热逐瘀的一种治法。慢性阻塞性肺疾病在中医学中属于"肺胀""咳嗽""喘证"等范畴，临床以慢性咳嗽、咳痰、喘息、胸闷或呼吸困难为主要表现，并且多兼有大便不通、腹胀、口干、便秘等症状。肠腑以通为用，肺气以降为和，故清通肠腑，可起到釜底抽薪、通腑肃肺、排痰降逆的作用。对于从肠论治，短期内使用通腑法，可使邪气从下而出，从而有效改善患者通气功能。

王至婉、李建生等通过检索有关慢性阻塞性肺疾病急性加重期（AECOPD）的文献资料，总结出构成AECOPD的证候要素有13种，但主要证候要素以痰、热、血瘀为主，作用靶点在肺；证素组合规律为两证素组合最为多见，而三证素组合次见。在两证素组合中，痰热壅肺证出现频率在两证素中最高；在三证素组合中，肺热痰瘀出现的频率最高，故认为痰（瘀）热壅肺是AECOPD的主要病机。在急性发作的病程中，痰既是致病因素，又是病理产物。

中医学认为慢性阻塞性肺疾病是一种以肺脾肾三脏亏虚为本，反复感染外邪，痰瘀壅肺的疾病，病理性质为本虚标实，急性发作时以实为主，痰热、痰浊、痰瘀互阻，并伴有肺脾、肺肾亏虚及气阴两虚，临床表现上除了以慢性咳嗽、咳痰、喘息、胸闷或呼吸困难为主外，还多兼有大便不通、腹胀、便秘之症。肠腑以通为用，肺气以降为和，故清通肠腑，应用通腑法可起到釜底抽薪、肃降肺气的作用。

史锁芳教授临床治疗慢性阻塞性肺疾病（COPD）患者多年，发现大部分患者除了有气喘、胸闷、咳嗽、短气等症外，还有便秘、腹胀、口干等肠腑邪滞、气机搏阻证的表现，据统计，腑实肠痹证约占30%。韩鹏等也发现腑气不通与COPD相关。

史锁芳教授认为COPD发病机制为痰（瘀）热壅肺，因"肺与大肠相表里"，肺气搏阻极易导致肠腑气机不通，另外痰热蕴结也容易损伤人体阴液，致使肠腑失濡。患者往往有肺脾气虚的表现，脾胃虚弱易导致脾胃气机升降失调而出现腑气不通，本病每多伴有便秘、腹胀等腑气不通之症。

在治疗急性期COPD时，适时运用通腑法，多从虚实论治，辨证属于痰热蕴肺、腑实肠痹证的患者常常采用清热通腑、消滞化痰之法。此类患者往往急性加重时出现咳嗽咳痰、气喘、腹胀嗳气、便秘，时有呕吐、口干、舌红、苔黄腻、脉细滑或弦实有力等。根据"六腑以通为用，以降为顺"的原则，可用小承气汤或宣白承气汤加减，以生大黄为君药，若腹胀便结，可配合全瓜蒌、杏仁、玄明粉等；若热象不显，而舌质紫暗，则加用桃仁、红花等活血通腑；若患者大便干结难出，腹胀不显，苔黄厚干腻少津，予小承气泄热通腑，甚加厚朴、枳实、莱菔子等。虚证多为本虚标实，在急性发作后期，尤其是老年患者，肺热消退后常以肺脾气虚、肺肾阳虚、气阴两虚为主，治疗当以健脾通腑、温肾通腑、益气养阴为主，选方时要注意临证变化。若患者气虚痰多、纳差而腑气不通者，则以六君子汤配伍礞石滚痰丸健脾肃肺通腑；若痰热内蕴、肺热炽盛，损伤阴液致肠腑蠕动不利者，采用滋阴清肺、润肠通腑之法，方选增液承气汤化裁；若患者年老，肾气亏虚而致大便不通者则仿济川煎补肾通腑，寓补于通；若患者少气懒言，动则气喘，则取金水六君煎等；若患者平素怕冷、喜热饮、夜尿频多，则配伍滋肾通关丸、五子衍宗丸以增温肾气化之效。

近年来，运用通腑法治疗各类疾病取得了显著进展，目前常用的通腑法有清肺通腑法、祛痰化浊通腑法、化瘀通腑法、补肺益气通腑法、健脾理气通腑法，分别适用于痰热蕴肺证、痰浊壅肺证、血瘀气滞证、肺气亏虚证及肺脾两虚证。

临床治疗COPD患者时，适时应用通腑法，不仅可以使大便得通，腑气得降，有助于肺气肃降，还可以有效改善患者咳嗽、气喘症状，使肺气肃降，痰有去路。但是具体应用时，还应注意把握泻下的力度，一般以每日大便2次为度，以腑气得通、肺气肃降为准则。同时COPD患者往往本虚标实，通腑的同时要顾护本虚，多与益气健脾、补肾润肠、滋阴增液等法同用。

现代研究认为严重的胃肠道功能紊乱可导致肺损害，胃肠功能障碍容易影响呼吸功能，改善肠道功能可促进肺损伤的修复。危重症腹胀的患者由于腹胀、肠蠕动减弱、膈肌上移，出现腹式呼吸减弱或消失，胸式呼吸增强，最终出现肺通气和肺换气的下降，影响肺通气和气体交换，导致呼吸功能障碍。治疗从泻下里实、通降腑结入手。一旦燥实得泻，则肺气复宣降，有利于改善咳嗽、咳痰、气喘等症状。在短期内采用泻大便的方法，来清除肠内积滞，通腑泻下后，可利于浊气下降，清气上升，肺气得宣，让有形之痰随咳而出，无形之痰随便而排，新陈代谢的功能增强，能迅速消除症状，改善患者通气功能，缩短病程，改善患者生活质量。

通腑法还有其他作用,如韦蓉对继发缺氧性肺动脉高压患者,在西医常规治疗的基础上,治疗组加用通腑煎剂,与加用合心爽的对照组比,发现治疗组在呼吸道症状及血流变指标改善方面优于对照组。刘军对兼有腹胀的患者,在吸氧、抗感染、解痉平喘、化痰等治疗的基础上,采用大承气汤保留灌肠并抬高臀部,每日1次,治疗7天后,治疗组患者腹胀缓解效果明显优于对照组。现代研究还表明通腑方药还有利于排除对肺组织有害的肠源性毒素,有利于控制肺部感染,并且能解除肺膨胀受限和瘀血水肿状态,有改善肺部微循环及通气功能的作用。

四、急性肺损伤/急性呼吸窘迫综合征(ALI/ARDS)

急性肺损伤/急性呼吸窘迫综合征(ALI/ARDS)作为一种临床危重症几乎涉及各个学科,肠道屏障功能在ALI/ARDS发病过程中所发挥的作用越来越受到人们重视。肠道不仅是诸多危重疾病的靶器官,更是启动者,肠道屏障功能已成为判断危重患者预后的一个重要指标。中医从"肺与大肠相表里"理论出发,运用通腑泻肺法治疗肺系脓毒血症,临床上取得了较好疗效。

长期以来,人们对肠道功能的认识偏重于肠道对营养物质的消化吸收。对危重患者通常认为胃肠功能处于休眠状态,忽略了胃肠功能在患者整体病理生理过程中的作用。20世纪60年代,Ravin等首先提出胃肠道是发生多器官功能衰竭前无明确感染灶患者发生脓毒症的潜在致病源。20世纪80年代Border等进一步提出肠源脓毒血症的概念。1988年Wilmore等提出了"肠道发病的中心器官"学说,肠道屏障功能引起了人们广泛而密切的关注。ALI/ARDS状态下,炎症介质大量产生并相互作用,且不断循环促进,形成"瀑布样"反应,造成肠黏膜损伤加重甚至衰竭,肠道的屏障功能受到削弱或损害,可使大量的细菌和内毒素经过门静脉和肠黏膜淋巴系统侵入循环,造成肠源性内毒素血症和菌群移位,并在一定条件下激发细胞因子和其他炎症介质的连锁反应,引起全身器官的损害。根据ALI/ARDS呼吸窘迫、发绀、便秘、腹满等特点,中医学从"肺与大肠相表里"这一体现脏腑相关的理论出发,将ALI/ARDS病机特点概括为肺肠同病,治疗当以通腑泻肺为法。

研究发现大黄和早期肠内营养支持治疗能改善大鼠肠缺血-再灌注损

伤对肠黏膜屏障的影响，减轻内毒素血症和细菌移位。药理研究证实大黄能够改善肠黏膜血流灌注，改善肠黏膜缺血缺氧状态，促进胃肠蠕动恢复正常，保护胃肠黏膜屏障。桑白皮丙酮提取物能够使豚鼠肠系膜毛细血管交叉数目明显增加，改善血流状态，增加血流速度。通腑泻肺中药干预后的大鼠肠组织病理损伤减轻。

苏景深等研究发现通腑泻肺中药对ALI/ARDS病理过程中释放的大量炎性细胞因子有抑制作用，可改善ALI/ARDS肠黏膜的缺血缺氧状态，增加肠黏膜血流灌注，减轻肠黏膜细胞损害，降低肠黏膜通透性，对肠黏膜屏障起到保护作用。

五、粘连性肠梗阻

张圣德先生认为，术后肠粘连归属于中医学"积聚""腹痛""关格""癥瘕""肠结"等范畴。《灵枢》曰："饮食不下，隔塞不通，邪在胃脘，腹中肠鸣……邪在大肠。"指出了梗阻的发生部位在胃肠。导致肠梗阻症状形成的主要原因包括气滞、血瘀、寒凝、热结、湿阻、积食等几方面。腹部手术损伤肠络，必有离经之血残留腹腔，形成蓄血、败血、死血，日久结成有形之物（癥痕组织），或压迫肠管，或使肠管相互粘连，阻碍腑气通降，妨碍胃肠正常蠕动，通降受阻，不通则痛，故腹痛作矣。此外，饮食失节，脾胃乃伤，胃肠气机升降失调，湿热内蕴肠道，气机不畅，气血运行受阻；浊气留恋，胃失和降，肠失传导，故出现呕吐、腹胀、停止排气排便等。因此肠粘连的病机与经脉损伤致气滞血瘀、热邪郁闭、肠管功能紊乱、肠腑通降下行功能失常、滞塞不通等有关，与阳明腑实证之痞、满、燥、实、坚等证候特点异曲同工。不同点在于阳明腑实证主要表现为胃肠气分病变，肠粘连是气血兼病，应当气血兼治。张圣德先生认为中医药治疗粘连性肠梗阻的方法是理气活血、清热导滞、通腑散结，按照辨证施治的原则随证治之。肠为传化之腑，总司饮食之传导、消化、转输，根据本病的病因病机和"六腑以通为用"的理论，治疗当以清热导滞、活血逐瘀、理气通腑为要。

张圣德先生治疗粘连性肠梗阻擅长用复元活血汤、木香槟榔丸和枳实导滞丸为基本方加减，重点针对气滞血瘀证、饮食积滞证、湿热内蕴证辨证论治。复元活血汤主要针对瘀血（恶血、败血、死血）留于体内，用柴胡、当归、桃仁、红花、大黄、天花粉等组方，取其活血破瘀、通络止痛之功。以腹痛为主者用复元活血汤加减；以腹胀为主者用枳实导滞丸理气健脾消积，兼清胃肠湿热，主要针对舌苔滑腻或厚腻明显之胃肠道饮食积滞；以呕吐、停止排气排便为主者用木香槟榔丸化裁；胃肠道湿热蕴结为主者用木香、槟榔、青皮、陈皮、枳实、莪术、香附等行气药配伍大黄、牵牛子、黄连、黄柏等清湿热、泄腑热之品，达到消腹胀、通腑气的效果，或以复元活血汤为基本方分别配伍木香槟榔丸和枳实导滞丸化裁。食滞明显加莱菔子、山楂、鸡内金消食化积；气滞痞满加紫苏梗、紫苏叶、枳壳、大腹皮、厚朴、藿香、砂仁理气化湿消胀；呕吐、不排气加玄明粉3～10g冲服，或者大剂量20～30g，配伍大黄20～30g保留灌肠，以求软坚散结通腑，仿小承气汤和调胃承气汤方义。

六、癌性肠梗阻

癌性肠梗阻归属于中医学"关格""肠结""积聚""腹痛"范畴。多数癌性肠梗阻患者处于恶性肿瘤晚期或终末期，病史久远，病因以虚为本，痰、毒、瘀为标，虚、毒、痰、瘀相互交结而发病，是本虚标实之证。正如《诸病源候论》曰："凡脾胃不足，虚弱失调之人，多有积聚之病。"《医宗必读》云："积之成者，正气不足，而后邪气踞之。"病位在肠，肠属六腑。六腑的生理特点是传化水谷，泻而不藏，实而不满，降而不升。肿瘤患者癌毒内盛，殃及肠道，使之传导失司，肠道痞塞不通，气血不畅，通降失调，不通则痛，气滞则胀，气逆则呕，故临床表现为痛、胀、吐、闭、热等症状。

癌性肠梗阻西医目前最有效的治疗手段是外科手术，但因患者术后并发症多、经济负担重、疗效差等因素，不易被患者及家属接受。近年来，在西医学常规疗法的基础上加用通腑下瘀法治疗晚期癌性肠梗阻，可改善患者生活质量、缩短住院天数、提高缓解率，疗效较好，为患者进一步行姑息化疗或梗阻位置支架入等后续治疗争取了时机。

晚期癌性肠梗阻多因肿瘤腹腔内复发转移而致，肿块压迫肠壁，使肠壁血运出现障碍，部分血栓形成，且梗阻上方消化液的积聚、分泌物的增加，与肿瘤坏死物混杂，反复刺激造成肠壁充血、水肿等炎性反应。而中医辨证认为腑气不通易导致气滞血瘀，"久病入络，其血必结"，瘀血进一步阻滞于肠道，壅塞不通则痛，故此时多伴有血瘀之证。《素问·阴阳应象大论》中提到"血实者宜决之"，故在攻下通腑的同时，适当配合疏理气机、活血化瘀之品，气机调畅，血行通利，"气为血之帅，气行则血行"。但因部分可能有血栓形成致使肠壁缺血、变薄，活血化瘀掌握不当，容易造成肠管破溃穿孔，故不宜使用力度过大的破血消癥药物。

肿瘤患者长时间消耗，且合并肠梗阻的多数患者已处在病程晚期或终末期，加上不能进食，营养不良，体质虚弱，故应加用益气养阴、扶正固本之药，使祛邪有力，并可防止攻下伤正。

七、消化系统疾病

1.呃逆

呃逆是指以胃气上逆动膈，气逆上冲，喉间呃呃连声，声短而频，不能自止为主要表现的病证，临床十分多见。《内经》首先提出呃逆病位在胃，胃居膈下，其气以降为顺，胃与膈有经脉相连属，胃失和降，胃气上逆动膈，上冲喉间，发为本病。如《素问·宣明五气》谓："胃为气逆则为哕。"

呃逆之证病因繁杂，但总归气逆。辨证以虚实为纲，治疗宜标本兼顾，治本者，无非实则夺之，虚则补之，具体有寒者温之、热者清之、痰者祛之、滞者通之、阳虚温阳、阴虚滋阴等治法，治标者，总归逆则降之。此为常法，然在临证中发现有一部分病例仅予上法未能取得满意疗效，考虑胃与大肠具有传化水谷的功能，需要不断受纳、消化、传导和排泄，虚实更替，宜通不宜滞，若腑气不降势必影响胃之和降，致胃气上逆动膈而加重呃逆频作，临证中刘铁军教授常根据"六腑以通为用"理论，以通法治之，指出理气通降应为基本治则，多以五磨饮子为主方，取木香、乌药解郁顺气，枳壳、沉香、槟榔通腑降气，加丁香、代赭石降逆止呃。若痰郁化热，则合用黄连温胆汤；若积滞内停，脘腹胀满，大便秘结或里急后重，可用小承气汤通腑泄热，或用木香槟榔丸行气导滞，腑气通则胃气降，呃逆自止，属上病下取之意。

2.胃痛

胃痛是以胃脘部疼痛为主要症状的病证，常伴纳差、恶心、反酸、烧心，可有肠鸣、腹泻，亦可有大便干结。此病在脾胃病中最为常见，发病率较高。胃痛原因有七：一曰气滞，二曰虚寒，三曰停饮，四曰停积，五曰郁火，六曰伤食，七曰血瘀。胃痛的基本病机是胃气阻滞，胃失和降，不通则痛。治疗上多用通法，使脾胃纳运升降复常，气血调畅，其痛自已。清代高士宗指出："通之之法，各有不同，调气以和血，调血以和气，通也；上逆者使之下行，中结者使之旁达，亦通也；虚者助之使通，寒者温之使通。"如寒凝者当散寒行气，食积者当消积导滞，气滞者当疏肝理气，血瘀者当活血化瘀，尤其对于久痛入络者需用辛润通络之法，这样才能把握"胃以通为补"的真谛，灵活应用通法。

3.呕吐

呕吐是指胃失和降，气逆于上，胃内容物经食管、口腔吐出的一种病证，可见于西医学多种疾病，如急性胃炎、贲门痉挛、胰腺炎、胆囊炎以及某些急性传染病或颅脑疾患等，是临床常见病、多发病。由于呕吐能使胃气受损，谷不得下，气血生化之源大受影响，故应及时治疗，因其成因不同而治法众多。如外邪犯胃者宜疏邪解表和胃，饮食停积者宜消食导滞，痰饮内阻者宜温化痰饮，肝气犯胃者宜调肝解郁，兼以和胃降逆，偏于虚者重在扶正，对脾胃虚寒者宜温运脾胃，对胃阴不足者宜养阴润燥，并兼降逆止呕。

在审因论治中，无论选用何种治法，皆应注意配合和胃降逆的药物，以顺应"胃气以下行为顺"的正常生理功能。而降逆止呕药中，以半夏、代赭石效力最著，而于苦降辛开一法中，生姜味辛，黄连味苦，为该治法中最具有代表性的药物，值得参用。

4.泄泻

泄泻是以大便次数增多，粪质稀溏或完谷不化，甚至泻出如水样为主症的病证。《金匮要略·呕吐哕下利病脉证治》中将本病分为虚寒、实热积滞和湿阻气滞三型，并且提出了具体的治法，如"下利清谷，里寒外热，汗出而厥者，通脉四逆汤主之""气利，诃黎勒散主之"。并指出虚寒下利的症状以及治疗当遵温阳和固涩二法。"下利三部脉皆平，按之心下坚者，急下之，宜大承气汤""下利谵语，有燥屎也，小承气汤主之"，提出对实热积滞所致的下利采取攻下通便法，即所谓通因通用法。篇中还对湿邪内盛，阻滞气机，不得宣畅，水气并下而致"下利气者"，提出"当利其小便"，以分利肠中湿邪，即所谓"急开支河"之法。

5.胆囊炎、胆结石

胆囊炎、胆结石常伴随存在。主要表现为胁痛、口苦、腹胀，甚则恶心、呕吐、身黄、目黄，属中医学的"胁痛"范畴。病机主要为肝气郁结，肝胆湿热，治疗以"通"为主。《古今医鉴》言："胁痛者……治当以散结导气……平其肝而导其气，则无有不愈矣。"现代名医岳美中以大柴胡汤加减治慢性胆囊炎及胆结石，效果显著。其治以柴胡疏解少阳胆经之热，更有黄芩助之，枳实合芍药能除心下郁塞，大黄能诱导瘀热下行，半夏、大枣以和胃，重用生姜以制呕止恶，外加金钱草利胆清热，滑石利尿泄热，鸡内金化积热。

八、脓毒症

脓毒症是由感染引起失调的宿主反应，会导致器官功能障碍。脓毒症致死率较高，一方面是由于感染，另一方面是炎症反应诱导的多脏器功能衰竭。现代研究发现，脓毒症最常累及肠道，肠道的受累可加剧全身炎症反应综合征（SIRS），诱发多器官功能障碍综合征（MODS）而危及患者生命。因此防止胃肠功能损害，保护肠黏膜屏障功能，在预防脓毒症发生、降低脓毒症死亡率中有重要意义。胃肠功能障碍可归属于中医学的"痞满""腹胀""肠结"等范畴。胃肠为多气多血之腑，若病情恶化，还会因热邪耗伤血络而见出血症状，如呕吐咖啡色物，则属"血证"范畴。危重患者胃肠功能障碍的主要病位在脾胃，但与大肠、小肠、肝、肾关系亦十分密切。

脾胃为后天之本，是消化、吸收饮食水谷并散布精微物质的主要脏腑。《脾胃论》曰："胃为水谷之海，饮食入胃，而先输脾归肺……以养周身。"全身脏腑功能的正常运行皆以脾胃化生的水谷精微为物质基础，脾胃功能受损，不能化生精微以养五脏，五脏失其濡养，不能进行正常的功能活动，久则脏腑衰败。这也与胃肠功能障碍是脓毒症和MODS的枢纽器官的观点相吻合。脾胃位于人体中焦，脾气主升，胃气主降，一升一降，相互协调配合。饮食的消化吸收得以正常有效地进行，气机的正常升降出入对其功能的正常进行起到重要的作用，因此危重患者胃肠功能障碍的基本病机当为中焦气机逆乱。治疗上当调畅气机、升清降浊，兼顾护胃气。脾为脏，当满而不能实，且脾主升清，故当运用益气健脾类中药，以健脾益气、升举清气为法。胃肠归于六腑，六腑实而不能满，且六腑以降为顺，腑气通则清阳自升，浊阴自降，故应用通腑泄浊类中药，以降胃气。

《灵枢·五味》中亦指出"五脏六腑皆禀气于胃"，《伤寒论》也十分重视脾胃在人体发病和辨证论治中的作用，无论外感还是内伤，治未病还是治已病，遣方用药还是煎服调护，补益还是攻邪，处处体现顾护胃气的思想。在治疗危重患者时更应时刻注意顾护胃气，此即留一分胃气，便存一分生机。

九、热毒所致急性盆腔炎

急性盆腔炎因经期、产褥、流产后，感染外邪，湿热之邪外袭，蕴积下焦而致。临床多见高热恶寒，甚或寒战，热势高，腹痛拒按，大便秘结，带下量多、臭秽等症。高热阶段属实属热，治以清热解毒为主，方选银翘红酱解毒汤。大便不通，邪无出路，因此，通腑祛邪也是一个重要原则，可选用大黄、枳实等药泻便通腑，疏导下焦壅实，给邪以出路。

十、风瘙痒

风瘙痒表现为皮肤剧烈瘙痒，搔抓后出现丘疹、瘾疹、抓痕，甚至抓破皮肤，鲜血淋漓，日久出现皮肤增厚、苔藓样变等皮损。风瘙痒类似西医学的丘疹样荨麻疹，为一种变态反应性皮肤病。诊断依据为皮肤瘙痒剧烈，搔抓后出现抓痕、斑丘疹、出血点，小便黄赤，大便燥结，甚至闭结数日不解，舌质红，苔薄白或薄黄，脉滑或滑数。

风瘙痒之实热证病机为风热、血热、腑实，治当疏风清热、凉血通腑。中药方中大黄、枳实泄热通腑，生地黄、知母、石膏清热凉血，防风、蝉蜕疏风散热，当归、木通行血通络，苍术、土茯苓除湿，蒲公英、生甘草清热解毒，白鲜皮、地肤子止痒。全方紧扣病机，因而效果较好。

十一、慢性肾衰竭

慢性肾衰竭是各种肾脏损害性疾病引起肾功能减退的一种临床综合征，其病情严重，病机复杂，死亡率极高。

慢性肾功能不全是各种慢性肾脏疾患所致的肾排泄功能减退，表现为不可逆的肾小球滤过率进行性下降，尿素氮、肌酐等其他非蛋白氮物质升高，伴有尿毒症症状。中医学现亦统一命名为"慢性肾衰"。其病机的关键为脾肾衰败，湿浊水毒潴留，三焦受损，虚实寒热夹杂。温阳通腑降浊法是慢性肾衰重要的治疗方法之一。常用方剂为肾气丸加大黄，肾气丸功能温补肾阳，大黄有通腑泻下除浊之功能。现代药理研究证实，肾气丸对免疫系统功能有调节和增强的作用，对糖代谢也有良好的效果，可以促进肾功能恢复，还能有效治疗肾性高血压，同时可使尿量增加，促进钠、氯的排泄。大黄能减轻肾脏系膜细胞异常增生，减缓残余肾小球硬化过程，降低残余肾的高代谢，纠正脂代谢的紊乱和减少蛋白尿，对治疗慢性肾衰竭有确切疗效。粉草薢、土茯苓、车前子、泽泻能分清泌浊，利尿泄浊；大黄能涤胃肠积滞秽浊，使甲基鸟嘌呤消失，低钙高磷血症改善，尿素氮、肌酐从尿中排出量增加，提示有改善肾小球滤过率、改善氮质血症的效果。

有研究表明，温阳通腑降浊法在改善阳虚浊毒证慢性肾衰竭临床症状，降低血肌酐、尿素氮，增加内生肌酐清除率及保护残余肾功能，延长肾功能不全患者生存时间等方面，疗效均优于包醛氧淀粉，且无恶心、呕吐等不良反应。

综上所述，通腑法适用于六腑传化机能发生阻滞的病证。若平素过食生冷，嗜食油煎肥甘，则易造成食滞中焦，热结胃肠的里证、实证、热证。或他病日久，或治疗不当，郁而化火，结于肠胃，以致腑气不通，此时是症虽非致病之因，而为他病之果，但也反过来加重病情。故运用通腑法不能囿于"有燥屎方可下"的戒律，但凡有"上盛"征象的呼吸道疾病或时行疾病等，均可灵活运用，使邪从下却，提高疗效。病机同属热毒内盛，化火上炎，治疗均可"上病下取""釜底抽薪"。通腑不是目的，故使用时不必拘于"有燥屎方可下"之戒律。凡邪在肠胃而致大便不通、燥屎内结，或热结旁流，以及停痰留饮、瘀血积水等形症俱实之证，均可使用。

第二节　通腑法的禁忌证

通腑法属下法范畴，泻下剂大都易伤胃气，易伤正气。

《伤寒论》曰："伤寒呕多，虽有阳明证，不可攻之。""阳明病，心下硬满者,不可攻之。攻之利遂不止者死,利止者愈。""阳明病,面合色赤,不可攻之。必发热,色黄者,小便不利者。"

《伤寒论》曰:"脉濡而弱,弱反在关,濡反在巅,微反在上,涩反在下。微则阳气不足,涩则无血,阳气反微,中风汗出,而反躁烦,涩则无血,厥而且寒,阳微不可下,下之则心下痞硬。"《伤寒悬解》曰:"上之阳气不足,下之无血,总是阳微。下之阳败胃逆,浊气填塞,着心下痞硬。"即病患出现在上阳气不足,在下营血亏虚的状态,提示阳气微弱,在这种情况下妄用通下法,会使阳气更加衰败而出现胃气上逆的情况。

《伤寒论》曰:"脉濡而弱,弱反在关,濡反在巅,弦反在上,微反在下。弦为阳运,微为阴寒,上实下虚,意欲得温。微弦为虚,虚者,不可下也。"《伤寒悬解》言:"寸口之弦,尺中之微,总因中焦阳虚,不可发汗,亦不可下也。"若病患在脉象上出现寸部脉弦而尺部脉微的情况,均提示中焦阳气不足,这时不可妄用发汗的方法,亦不可妄用通下的方法。

《伤寒论》曰:"脉濡而弱,弱反在关,濡反在巅,浮反在上,数反在下。浮为阳虚,数为无血,浮为虚,数为热,自汗出而恶寒,数为痛,振寒而栗。微弱在关,胸下为急,喘汗而不得呼吸,呼吸之中,痛在于胁,振寒相抟,形如疟状。医反下之,故令脉数发热,狂走见鬼,心下为痞,小便淋沥,小腹甚硬,小便则尿血也。"因中气不足,胃气上逆,胆气郁滞,而出现振寒而栗,往来时有疟状,若误用通下法,会使中气更加衰败,胆胃之气不能顺降而冲逆向上。另外误用通下法,必定伐伤阳气而使寒湿更盛,于是肝脾郁陷,疏泄失常,出现小便淋沥、小腹胀满等情况。若肝经风木之气陷泻太久,风燥伤及下焦血络,可出现尿血的情况。

《伤寒悬解》曰:"发热头痛,微汗出……下之阳亡湿盛,浊气升塞,着短气而小便难,头疼而脊背强。"伤寒证,误用通下法,使阳气更加亡失而湿气更加凝盛,浊气升塞于上下,则会出现气短而小便不畅,头痛而脊背强硬的情况。

《伤寒论》曰:"微则为咳,咳则吐涎,下之则咳止,而利因不休,利不休则胸中如虫啮,粥入则出,小便不利,两胁拘急,喘息为难,颈背相引,臂则不仁,极寒反汗出。身冷若水,眼睛不慧,语言不休,而谷食多入,此谓除中,口虽欲言,舌不得前。"患者阳气衰微,胃中虚寒气机上逆,出现咳嗽伴咳吐涎沫,若使用通下法,则会使中气败降而脾土之气陷下，因而出现咳嗽停止而下利不止，加重清气下陷，浊气上逆的症状；另外误用下法后导致胃气衰败而受纳失司，出现粥入即吐。

《伤寒论》曰："脉数者，久数不止，止则邪结，正气未复，邪气却结于藏，故邪气浮之，与皮毛相得。脉数者，不可下，下之必利不止。"若阴盛格阳，脉象动数而失其常，妄用下法，则会使下焦阴寒更盛，反而使虚阳上浮而心烦，下阳虚而利不止。

《伤寒论》曰："动气在左，不可下，下之则腹内拘急，食不下，动则更剧，虽有身热，卧则欲蜷。"若腹内动气出现肚脐跳动，提示肝气郁滞，若妄用下法，就会使升发之气受到挫败，而出现拘急的症状。

《伤寒论》曰："动气在右，不可下，下之则津液内竭，咽燥鼻干，头眩心悸也。"若肺气郁滞，妄然使用下法，就会出现津液亡失，气血脱泻，虚阳之气浮而上炎。

《伤寒论》曰："动气在上，不可下，下之则掌握烦热，身上浮冷，热汗自泄，欲得水自灌。"若腹内动气出现在肚脐上方，这是因风木之气郁冲心下，此时妄用通下法，则会使温养之气顺势脱泻，同时造成肝气的疏泄失职，风木之气不能正常收敛，反而郁于心下而化热，就会出现邪热蒸腾而烦躁汗出，欲饮水自救的表现。

《伤寒论》曰："动气在下，不可下，下之则腹胀满，卒起头眩，食则下清谷，心下痞也。"若腹内动气出现在肚脐下方，是因风木之气郁冲于肚脐下方，此时妄用下法，则会使温养脏腑之气向下脱失，继而木气郁滞而克伐脾土，通下则使下元不固而阳根所失。

《伤寒论》曰："咽中闭塞者，不可下，下之则上轻下重，水浆不下，卧则欲蜷，身急痛，下利日数十行。"患者咽中闭塞，因浊阴之气冲逆，此时妄用下法则使阳气亡失而脾湿更甚，湿盛则出现自觉下重，中阳亡失则阴寒凝盛，胃气不能和降反而上逆。

《伤寒论》曰："诸外实者，不可下，下之则发微热，亡脉厥者，当脐握热。"当患者外实里虚，不可妄用下法，用之则阳气亡失，反而会出现微阳浮越而发热。

《伤寒论》曰："诸虚者，不可下，下之则大渴。求水者，易愈，恶水者，剧。"因为虚证而误用下法，出现口渴，如果能饮水，则说明阳气尚未完全败丧，若治疗恰当，则病情好转。

《伤寒论》曰："夫病阳多者热，下之则硬。"患者若禀赋阳盛，而误用下法则会亡失阴津，出现大便秘结。

《伤寒论》曰："无阳阴强，大便硬者，下之则必清谷腹满。"阴寒凝盛而大便硬结的患者，妄用下法，则会使脾土之气败丧而肝木之气郁滞，肝之疏泄失常加之脾阳不足，会出现下利清谷而腹满。

《伤寒论》曰："发汗多，亡阳谵语者，不可下，与桂枝柴胡汤。"患者因为发汗过多而导致阳气亡失，不能再使用通下法，予桂枝柴胡汤以和营卫，营卫和则津液通畅，阳气易复而神气渐回，谵语的情况也可以得到改善。

《伤寒论》曰："伤寒发热，口中勃勃气出，头痛，目黄，衄不可制，贪水者必呕，恶水者厥，若下之，咽中生疮。假令手足温者，必下重便脓血。头痛目黄者，若下之，则两目闭。贪水者，脉必厥，其声嘤，咽喉塞，若发汗，则战栗，阴阳俱虚。恶水者，若下之，则里冷不嗜食，大便完谷出，若发汗，则口中伤，舌上白苔，躁烦，脉实数，不大便，六七日后，必便血，若发汗，则小便自利也。"湿热上壅，阳气虚弱而相火败散，若妄用下法，则会使下寒凝盛而格热于上，相火必升腾上炎，从而出现咽中生疮；脾主四肢，若四肢温暖，而妄用下法，可使肝脾阳气郁陷，阳气郁而化热伤阴血，可能出现泄泻、里急后重或便脓血；阳虚运化无力而湿气弥盛，若误用下法，则虚阳郁陷，眼目无神而欲闭；若口渴欲饮水，妄用下法则会使下焦阳气亡失，在脉象上会有厥象出现；若胃气上逆，相火升炎燔灼津液，口渴而欲饮水，若使用下法，则会使下焦寒湿更加凝盛，继而浊气上逆而气道壅塞，若口渴而不欲饮水，妄用下法则会使脾阳更加颓败，继而脾土寒湿，运化失职而大便清谷而出。

《伤寒论》曰："伤寒，脉阴阳俱紧，恶寒发热，则脉欲厥……若复下之，则两目闭。"若伤寒出现尺脉、寸脉俱紧，并且恶寒发热，若使用下法，则阳气郁陷，两目阳神陷离而欲闭，阳气衰败而内寒凝盛。

《伤寒论》曰："伤寒头痛，翕翕发热，常微汗出，自呕者，下之益烦，心中懊憹如饥。"寒湿凝盛而阳气郁滞，胃气上逆而出现呕吐者，若使用下法，会使中气更加败丧而胃气更加上逆。

《伤寒论》曰："伤寒，发热头痛，微汗出，发汗则不识人，熏之则喘，不得小便，心腹满，下之则气短，小便难，头痛背强，加温针则衄。"

伤寒证误下容易导致里虚，对于年老体弱、孕妇、产后或正值经期、病后伤津或亡血者，均应慎用或禁用，必要时宜配伍补益扶正之品，以其攻邪不忘扶正。

第三节 通腑法的使用注意事项

通腑法虽然是有效治疗疾病的一种方法，在中医治则治法中有重要的地位、意义与价值，但在临证时需掌握好用药时机、法度、配伍、时间以及禁忌证，应注意八个方面的问题。

1. 认识整体观念、辨证论治的重要性

任何情况下，通腑法的前提是正确的辨证论治，也是脏腑辨证的具体体现，其病理性质应属本虚标实，且实证病势较急，有腑气不通的表现。

2. 祛邪为要，中病即止

对于通腑法的适用证，从具体临床表现上来说，凡邪盛极期、粪结、水结、血结、热结、虫结等证，应及时使用下法，中病即止，以防生变。如《伤寒论·辨阳明病脉证并治》有"得下，余无服""若一服利，则止后服""阳明病……小承气汤主之，若一服谵语止者，更莫复服"的记载，过用通腑法耗伤正气，可损伤脾胃。

3. 准确把握通腑法的用药时机

使用通腑法意在祛邪，总以及时为要，只要表解里实，宜釜底抽薪，顿挫邪势，只要痰、积、饮、瘀血、宿食、燥屎、虫积等有形之邪引起的病证，或邪热炽盛，应及时应用通腑法。明确通腑法的用药时机，一般在表证已解，热已入里，里热炽盛，有腑实的情况下，或邪实有结聚之势时，应当机立断，及时使用通腑法。如邪热在里，应以清法为主，佐用通腑法；若里热成实，则以通腑法为主，辅以清法。即程国彭强调"下之贵得其法"的重要性。

通腑法又是治疗外感病所致实证的方法之一。若表证未解，里实较甚，宜表里双解；对于年老体弱、新产血亏、大病久病者，虽有里实之证，亦不可专事攻下，根据病情或先予攻下，兼顾其虚，或攻补兼施，或先补后攻，虚实兼顾。

4. 要掌握通腑法的应用法度

使用通腑法逐邪，当度邪之轻重、察病之急缓、诊体质之虚实、观病程之长短，以定峻下、缓下之分，通腑法以邪去为度，不宜过量，宜中病即止，以防正气受伤。若邪已去，痰瘀水已消，便已通，则不必尽剂，如《素问·六元正纪大论》有"大积大聚，其可犯也，衰其大半而止"的论述。对于通下后邪气复聚者，可再度攻下，但当慎重掌握，避免过下伤正，一般使用通腑法后，宜糜粥调养，以扶助正气。

另外，通腑法方药之剂量亦与泻下之峻缓有关，一般量多剂大者常峻猛，量少剂小则相对缓和，泻下之峻缓尚与剂型有关，就其攻下而言，汤剂胜于丸、散、丹、膏。

5. 使用通腑法时要根据不同情况（病种、体质等）区别对待

要注意辨别里实证的病位、阶段、程度，分清主次，把握好通腑法用药法度、时间及配伍，灵活应用。邪盛极期邪气鸱张或化毒，邪（外感、内生）可客脏腑，可客气、营、血，此时通腑法用药宜重；若里实正虚证，当攻补兼施，临证须根据邪正消长情况而定用药法度、时间，并重视因势利导。对于虚人患病，其治又非下不可，则酌情选用清下之法，或选润导之法，或选缓下之法；亦可采取先补后攻，或攻补兼施之法，但应下之得法。

6. 不可下利太过

对于下后邪气复聚有成里实者，在病情允许的情况下可以再度通下，但应中病即止，不可太过。

7. 泻下药勿久煎

泻下之药，特别是含大黄的泻下之剂，不宜久煎，只宜后下少煎。应用通腑法时应注意患者脾胃情况，一般用通腑法后胃气暂时虚弱，此时应忌食油腻、辛辣及不易消化的食物，以免再伤胃气。

8. 特殊患者用药需谨慎

总体来说，通腑法的禁忌证主要是虚证、表证未解及孕妇、产后、汗吐之后。对于此种情况应根据病情权衡利弊，综合考虑。要防止伤正，掌握病情变化，不可通泻过度，伤伐正气。根据患者体质调整用药剂量，体壮实者可予重剂，体弱者需用轻剂或攻补兼施，以大便通泻、涤除痰热积滞为度，不宜过量。

第七章 王新志教授通腑法临证医案

第一节 化痰通腑法医案

一、代表方剂——星蒌承气汤

星蒌承气汤，又名化痰通腑方，由《伤寒论》大承气汤加胆南星、瓜蒌而成。该方具体药物组成：全瓜蒌30～40g，胆南星6～10g，生大黄10～15g（后下），芒硝10～15g（冲服）。金元时期，刘完素创立"三化汤"（大黄、枳实、羌活、厚朴），用于治疗中风中脏腑证，李东垣言"中腑，内有便溺之阻隔，宜三化汤"，之后通腑法才被逐渐应用于治疗中风急症。王永炎院士在总结历代医家经验的基础上，认为中风急性期以痰热内蕴、毒损脑络为核心病机，日久郁而化热，痰热内蕴，形成痰热腑实证，于1986年首次提出化痰通腑法治疗中风后腑实便秘，并制定本方。该方被确认为治疗中风病痰热腑实证的代表方剂，这为星蒌承气汤治疗内科疾病奠定了坚实的基础。本方证的辨证要点为大便秘结不通，舌苔黄腻，脉弦滑。但临证之中不可拘泥一格，如因外感、情志、体质等因素导致大便不通，则应当详辨。如患者有便意欲排不得出，伴气短乏力，舌红少苔，脉细者，多半为气阴两虚，应当以益气健脾、养阴生津为主；若大便不干，排便不畅，伴胸闷、胁肋部胀痛、呃逆嗳气者，多为气机郁滞，治疗当以疏肝解郁、行气导滞为主。星蒌承气汤中主要含瓜蒌、大黄、胆南星。《长沙药解》言："瓜蒌可开胸膈之痹结，涤涎沫之胶黏。"《本草新编》云:"大黄通利水谷,推陈致新,导瘀血,滚痰涎。"胆南星亦有清热化痰之效。芒硝咸寒软坚,润燥散结,助大黄以通腑导滞。诸药合用,共奏清热化痰、除湿通腑之功。王新志教授临证之中特别重视胃气的存亡,如用药后出现大便溏薄、气短乏力、舌苔剥脱等症,此时需减大黄、芒硝用量,加白术、砂仁等健脾和胃之品,中病即止。除此之外,王新志教授还善用三仁汤、开心散、涤痰汤、瓜蒌薤白半夏汤、苇茎汤等治疗中风、头痛、眩晕、失眠、痴呆、狂证、郁证等疾病。随着疾病病机的不断演变,治疗也不能一成不变。因湿聚成痰,痰热互结以致腑气不通,湿热并重且湿重于热者,可选用三仁汤加减以清热利湿、通腑泄热;单纯痰浊蒙蔽清阳,上则表现为头晕头痛、焦虑抑郁、痴呆等,下则腹胀腹痛,可选用开心散、涤痰汤、瓜蒌薤白半夏汤以涤痰通腑;因肺热痰瘀互结,表现为发热、咳嗽咳痰、咳吐腥臭脓血、大便不通等相关性肺炎症状者,可选用苇茎汤加减以清肺化痰、逐瘀通腑。

二、典型医案

1. 缺血性中风

案1　郭某,男,57岁。初诊:2015年2月20日。

主诉:左侧肢体活动不遂,言语不清2小时。

现病史:患者入院前2小时无明显诱因突发左侧肢体活动不利,言语不清,无抽搐,无头晕头痛,无恶心呕吐,无意识障碍及二便失禁,症状持续不缓解,在当地门诊测血压190/130mmHg,给予硝苯地平片5mg含服,后来我院就诊。急诊颅脑核磁示右顶叶新鲜梗死灶,DWI与FLAIR已匹配。既往高血压病史10年,血压最高达220/110mmHg,未进行规范治疗,平素血压140～150/100mmHg。时症见肢体活动不利,左侧肌力2级,语言謇涩,构音障碍,伴烦躁神差,喉中痰多,腹胀便干便秘,数日未行,舌质红,苔黄腻,脉弦滑。

中医诊断:缺血性中风,超急性期(痰热腑实证)。

治法:通腑泄热,化痰逐瘀。

处方:星蒌承气汤加减。生大黄30g,芒硝6g(分冲),枳实15g,胆南星12g,全瓜蒌30g,石菖蒲12g,烫水蛭10g。3剂,水煎服,每日1剂,早晚2次分服。

二诊（2015年2月23日）：神志转清，烦躁消退，肌力较前改善，肌力3级，喉中痰量明显减少，腹不胀，便已通畅，舌质红，苔稍厚，脉略弦滑。痰热腑实之证逐渐消退，减少祛邪之力，逐渐增入扶正之品。方用星蒌承气汤加减。具体方药：生大黄15，枳实12g，枳实30g，生白术60g，桃仁10g，当归12g，生黄芪15g，川芎12g，甘草6g。3剂，水煎服，每日1剂，早晚2次分服。

三诊（2015年2月26日）：患者神志清，精神佳，纳眠二便正常，左侧肢体肌力较前进一步改善，肌力4级，肌张力不高，舌红苔白，脉细。四诊合参，证属气虚血瘀，调以补阳还五汤后续治疗。

【按语】该患者诊断为急性脑梗死，虽在溶栓时间窗，但因影像已匹配，失去组织时间窗，加上家属强烈要求中药治疗，遂予中医辨症施治。患者腹胀便秘，喉中痰多，虽以肢体瘫痪为主症，结合腹胀、便实、苔厚之症，即可辨证为痰热腑实证，以星蒌承气汤泻之，一泻而诸症好转，后随病机演化增减药物，治疗后好转。

案2　李某，女，67岁，河南省封丘人。初诊：2015年10月5日。

主诉：右侧肢体活动不遂伴头痛、头晕5天。

现病史：患者5天前突发头痛、头晕，随后出现右侧肢体乏力，急诊至当地医院就诊，查头颅MRI示脑梗死，测血压为200/130mmHg，右侧肢体肌力2级。在当地治疗5天，诸症未缓解。家属遂要求转至我院就诊。时症见右侧肢体活动不遂，右侧肢体肌力2级，头痛，头晕，面红，目赤，口干，口臭不可近人，心下痞满，少腹硬，纳差，夜梦多，大便已5日未行。舌紫红，中有裂纹，苔黄厚腻，脉弦滑而大，尺部沉紧。

中医诊断：缺血性中风（痰热腑实证）。

治法：化痰通腑泄热。

处方：星蒌承气汤加减。瓜蒌15g，胆南星12g，大黄30g，枳实12g，厚朴12g，芒硝9g（冲服），决明子15g，钩藤60g，甘草3g。1剂，水煎服，每日1剂，早晚2次分服。

二诊（2015年10月6日）：患者服药后，腹中频转矢气，下粪如羊屎数十枚，顿觉腹中畅快，神清气爽，头痛、头晕、口臭已除大半，舌暗红，苔薄黄，脉弦而微数。守方去芒硝，继续服用3剂，用法同前。

三诊（2015年10月9日）：患者右侧肢体肌力较前改善，已达3级，血压降至138/80mmHg，无头痛头晕，无腹满胀痛，大便日1次，舌暗稍红，苔薄，脉弦细。调以知柏地黄丸和中风星蒌通腑胶囊善后。

四诊：3个月后随访，患者生活已能自理，右侧肢体肌力4级，偶有腹胀便干。

【按语】 缺血性中风早期以风火痰瘀之实证为主，该患者头痛、口臭、面红、目赤乃一派热象，另苔厚舌暗，痰瘀之症亦见。风火痰瘀较为突出，同时合并腹胀便秘腑实之症，王新志教授认为，但见腑实之证即当急下存阴，所以用大剂量星蒌承气汤泻之。一剂风火痰瘀即去其半，后继以中药调理而善后。

案3　李某，男，61岁，河南省濮阳清丰县人。初诊：2012年10月5日。

主诉：头痛、头晕伴右侧肢体无力1天。

现病史：患者在1天前突发头痛、头晕，继而右侧肢体无力。急到医院就诊，查头颅MRI示脑梗死，右侧肢体肌力2级，既往有高血压病史5年。西医诊断：脑梗死，高血压病。经西医常规治疗后，诸症未缓解。家人相信中医，遂邀王新志教授会诊。时症见头痛头晕，面红目赤，口干，口臭不可近人，心下痞满，少腹硬，纳差，夜梦多，大便已3日未行。舌红少苔，边黄腻，脉弦滑。

中医诊断：缺血性中风（痰热腑实证）。

治法：通腑泄热，化痰开窍。

处方：瓜蒌15g，胆南星12g，大黄15g，枳实12g，厚朴12g，芒硝12g（冲服），丹参15g，天麻12g，生龙骨、生牡蛎各30g，甘草3g。2剂，水煎服，每日1剂，早晚2次分服。

二诊（2012年10月7日）：患者服用1剂后，腹中频转矢气，余症同前；继服2剂后，下粪如羊屎数十枚，顿觉腹中畅快，神清气爽，头痛头晕、口臭已除大半，右侧肢体无力有所好转。舌暗红，苔薄黄，脉弦而微数。仍有肝风之象，拟投镇肝息风汤加减调护。

调理半个月后，患者生活已能够自理，右侧肢体肌力4级，时有腹胀便干，以通腑化痰、活血通络法为治则带药出院巩固治疗。

【按语】《素问玄机原病式》言："暴病暴死，火性疾速故也。"此例患者初用星蒌承气汤，意在釜底抽薪，火热一去，风邪自息，则病可衰其大半，继以镇肝息风、活血通络法治之。王新志教授强调在应用本方时，注意煎药时间不宜过长，但见肠腑通利后，即减用或停用泻下药，防止下利过度伤阳以变生他病。痰热腑实证常见于急性期，以此法治愈患者数百例。

案4　赵某，女，65岁，河南省焦作市人。初诊：2013年5月8日。

主诉：右侧肢体活动不利2个月，加重1天。

现病史：患者2个月前晨练时出现右侧肢体活动不利，行走拖地，呕吐痰涎，入当地医院治疗，查头颅MRI示左侧侧脑室脑梗死，右侧肢体肌力3级。给予抗血小板聚集、改善循环治疗后，肢体麻木无力略好转，出院后回家自行康复治疗。1天前肢体麻木无力加重，遂来我院，查颅脑MRI示无新发梗死病灶。时症见右侧肢体麻木无力，肌力3级，口干，渴不多饮，纳差，多梦易醒，大便已多日未行。舌红，苔黄厚腻，脉弦滑。

中医诊断：缺血性中风（痰热腑实证）。

治法：通腑泄热。

处方：大黄30g，胆南星12g，厚朴20g，枳实30g，石菖蒲12g，芒硝15g（冲服），烫水蛭9g，甘草6g。2剂，水煎服，每日1剂，早晚2次分服。

二诊（2013年5月10日）：1剂后诸症未消；2剂后大便通利，下粪如羊屎数十枚，顿觉腹中酣畅，口干渴已除大半，右侧肢体无力有所好转，安然入睡。守上方减大黄、芒硝继服3剂，用法同前。

三诊（2013年5月13日）：患者右侧肢体肌力3级，诸症全消，大便顺畅，日1次，以化痰行瘀、补气活血为法，带药出院调养治疗。

【按语】虽然痰热腑实证常见于缺血性中风急性期患者，但因体质因素，恢复期乃至后遗症期均可见到相关病例，该患者即属恢复期，虽然恢复期以虚为主，但有其证即用其药。腹胀便不通，就当以通腑为治，腑气通畅后，患者自觉症状好转，但恢复期需要固护正气。

案5　黄某，女，68岁，河南商水人。初诊：2015年6月18日。

主诉：右侧肢体活动不利伴失语10天。

现病史：患者10天前因与邻居争吵后出现右侧肢体活动不利，言语不能，遂至当地中心医院，查头颅CT示急性脑梗死。给予改善循环、活血化瘀等药，肢体不利、失语未见明显缓解，后出现二便失禁。门诊以"脑梗死"收入我院。时症见神志昏蒙，右侧肢体活动不利，言语不能，烦躁不安，腹胀如鼓，纳可，眠差，二便失禁。舌红，苔黄，脉弦数。

中医诊断：缺血性中风（痰热腑实证）。

治法：通腑泄热，化痰开窍。

处方：星蒌承气汤加减。厚朴30g，胆南星6g，大黄10g，枳实12g，甘草3g。2剂，水煎服，每日1剂，早晚2次分服。

二诊（2015年6月20日）：一剂腹胀消失，二剂腹平。守上方加益智仁15g，白术15g。舌红，微黄，脉弦细，余症同前。继续调理半个月。

三诊（2015年7月5日）：患者肢体不利明显好转，可与家属简单交流，二便正常，部分生活已能自理。病情好转，继续回家康复治疗。

【按语】 痰热腑实证包括痰涎呕恶，面红目赤，烦躁不安，腹满便结。其中以腹满胀闷、大便不畅或干结为关键，但见一症便是。该患者虽二便失禁，便通不结，但腹胀如鼓，故亦为痰热腑实之证，当予以通腑治疗。大便不干、不秘不用芒硝，以胀满为主，大剂厚朴、枳实理气，故亦收良效。

案6　姜某，男，72岁，河南省西峡人。初诊：2014年7月22日。

主诉：右侧肢体活动不利3个月，加重伴腹胀2天。

现病史：患者3个月前无明显诱因出现右侧肢体活动不利，无意识障碍，无眩晕、恶心呕吐等不适，在当地就诊后急查颅脑MRI提示左侧丘脑新鲜梗死。给予依达拉奉、阿司匹林肠溶片等治疗，肢体活动不利稍好转。既往体健。2天前肢体活动不利再发加重，伴腹胀腹痛，后来我院就诊，门诊以"脑梗死"收入我科。时症见右侧肢体活动不利，腹胀腹痛，纳可，眠差，入睡困难，大便不干，排便不畅，小便正常。舌红，苔薄黄，脉弦滑。

中医诊断：缺血性中风（痰热腑实证）。

治法：通腑泄热。

处方：厚朴30g，胆南星12g，生地黄30g，枳实15g，生白术30g。3剂，水煎服，日1剂，早晚2次分服。

二诊（2014年7月25日）：患者服用2剂后，大便通利，腹胀腹痛遂减，右侧肢体无力较前好转，仍眠差。守上方加酸枣仁30g以健脾养血安神，继服3剂，用法同前。

三诊（2014年7月28日）：患者肢体无力症状消失，已能安然入睡，以行气活血为治法带药出院调养治疗。

【按语】 王新志教授一直强调中医重在辨证，该患者虽似无腑实证，但腹胀痛、排便不畅，此即为腑实症状，亦当用通腑法，但应重在利气，兼以养阴安神。故以胆南星、枳实、厚朴通腑，以生地黄、酸枣仁养阴安神，白术护胃扶正。

案7 韩某，女，69岁，河南省鹿邑人。初诊：2016年9月18日。

主诉：言语不利1年，加重伴乏力1天。

现病史：患者1年前无明显诱因出现言语不利，说话不能连续，阵发性头晕，无意识障碍，无肢体活动障碍，未重视，自认为头晕发作，自行口服晕痛定胶囊，症状未见缓解，转至某医院查颅脑CT提示延髓左侧梗死，测血压180/100mmHg，给予改善循环、扩张血管等治疗10天后，言语不利、头晕好转出院。既往血压偏低，平素血压波动在90/50~60mmHg。1天前言语不利加重伴乏力，后来我院诊治，门诊以"脑梗死"收入我科。时症见言语不利，周身乏力，口干口臭，纳差，眠可，大便干结不下，小便涩痛。舌红，苔黄腻，脉弦细。

中医诊断：缺血性中风（痰热腑实证）。

治法：通腑泄热。

处方：胆南星12g，大黄25g，枳实15g，生地黄30g，厚朴12g，玄参15g，甘草6g。2剂，水煎服，每日1剂，早晚2次分服。

二诊（2016年9月20日）：大便通畅，口干口臭症状锐减，口渴欲饮水，小便涩痛感消失，守上方减大黄，3剂，观察病情变化，用法同前。

三诊（2016年9月23日）：精神可，二便通畅，言语不利较前明显好转，出院给予六味地黄丸配以益气养阴活血的小包装中药巩固治疗。

【按语】 本案为中风病后遗症期，后遗症期虽然多以瘀虚为主，但亦可见痰热腑实之证，如口干口臭、大便不通、小便涩痛。治疗无疑为通腑泄热，但不应忘记清热养阴。故以胆南星、大黄、枳实、厚朴通腑泄热，另加玄参、生地黄清热凉血养阴，祛邪同时防止暗耗阴气。

案8 刘某，男，75岁，河南省南阳人。初诊：2018年8月26日。

主诉：吞咽功能障碍2年，加重伴双下肢无力1天。

现病史：患者2年前无明显诱因出现吞咽功能障碍，饮水呛咳，无意识障碍，无肢体活动不利，于南阳市中心医院检查示①腔隙性脑梗死。

②左侧大脑中动脉重度狭窄。③烟雾病可能。给予对症治疗（具体不详）后，言语不利未见明显好转，后回家康复治疗，其间辗转至省内多家大型医院诊治，确诊为烟雾病。既往2型糖尿病病史5年，高血压病病史3年，规律服用降压降糖药物治疗，血压、血糖控制理想。1天前出现吞咽障碍加重伴双下肢乏力，遂来我院就诊。时症见吞咽障碍，饮食水呛咳，双下肢乏力，鼻饲饮食，眠差，夜间烦躁不安，大便干结不通，3天未行，小便可。舌红，苔黄腻，脉弦数。

中医诊断：缺血性中风后遗症期（痰热腑实证）。

治法：通腑泄热。

处方：胆南星12g，大黄30g，枳实15g，厚朴12g，郁金15g，合欢皮12g，甘草6g。2剂，水煎服，每日1剂，早晚2次分服。

二诊（2018年8月28日）：一剂大便未下，烦躁消失，已能安然入睡；二剂排出干结块状便，双下肢乏力缓解，守上方减大黄，加肉苁蓉30g。7剂，继续治疗，用法同前。

三诊（2018年9月04日）：精神、睡眠可，可简单从口中进食，呛咳次数明显减少，因经济条件所限家属要求出院，出院给予健脾补肾活血之品巩固疗效。

随访3个月，家属诉诸症平稳，病情未进一步发展。

【按语】本案为中风后遗症期，烟雾病诊断明确。本病目前发病机制尚不明确，多考虑为遗传所致，病情呈持续性加重趋势。王新志教授根据临证经验，认为烟雾病应多从痰、瘀、虚论治。但见烦躁不安，大便干结，舌红，苔黄腻，脉弦数，一派痰热腑实之象，治在当下，以星蒌承气汤加减以通腑泄热，同时酌加郁金、合欢皮以解郁安神。待腑气通利，诸症除之大半后，以健脾补肾活血善后。

2. 出血性中风

案1　蔡某，女，72岁。初诊：2018年12月15日。

主诉：左侧肢体活动不利10小时。

现病史：10小时前患者因生气突然出现言语不清，口角向右侧歪斜，口角流涎，随即出现左侧肢体活动不利，由急诊"120"转至我院，卒中绿色通道转至我科，急查头颅CT示右侧内囊出血。给予脱水降颅压等对症治疗，症状未见明显好转。时症见神志昏蒙，左侧鼻唇沟变浅，口角右歪，左侧肢体肌力0级，左侧巴宾斯基征阳性，头晕，恶心干呕，乏力，喉中痰鸣，纳眠差，烦躁不安，大便干。舌红，苔黄腻，脉弦滑。

中医诊断：出血性中风（痰热腑实证）。

治法：通腑化痰，泄热开窍。

处方：星蒌承气汤加减。胆南星12g，大黄30g，枳实15g，甘草6g，厚朴12g，竹茹12g，石菖蒲15g，决明子15g。2剂，水煎服，每日1剂，早晚2次分服。

二诊（2018年12月17日）：服上方2剂后排出黑色臭秽便，神志清，食欲大增，头晕干呕缓解，守上方减大黄，加焦栀子10g以清热凉血除烦。3剂，继观，用法同前。

三诊（2018年12月20日）：左侧肢体肌力可达1级，已能安然入睡，舌红，苔薄黄，脉弦。给予祛风化痰行瘀之品善后调养，病情相对稳定后进行康复治疗。

【按语】该患者诊断为出血性中风急性期，经评估后不具备手术指征，故给予内科保守治疗。中风急性发作多以风火痰瘀为主，患者虽表现为偏侧肢体无力，但大便干，舌红，苔黄腻，脉弦滑，一派痰热内盛之象，辨证为痰热腑实证。凡遇此证，必当通腑。王新志教授常言：胃肠乃人体第二大脑，只要见腑气不通，即可运用此法。

案2　林某，男，65岁，河南固始人。初诊：2017年10月5日。

主诉：左侧肢体活动不利伴言语障碍1周。

现病史：患者1周前干农活时突发左侧肢体活动不利，言语不清，头晕乏力，家属发现后至当地医院急诊，急诊检查示右侧额叶出血。查体见意识朦胧，言语不利，左侧巴宾斯基征弱阳性，左侧肌力1级。既往有高血压、慢性支气管炎病史。积极对症治疗后病情稍稳定，仍言语不清，肢体活动不利，意识朦胧，后由患者家属要求转至我院就诊。时症见神志模糊，左侧肢体肌力1级，言语不利，头晕头痛，乏力，烦躁不宁，喉中痰鸣，口干苦，纳眠差，大便3日未行，舌红，苔黄腻，脉弦滑。

中医诊断：出血性中风（痰热腑实证）。

治法：通腑化痰，泄热开窍。

处方：星蒌承气汤加减。瓜蒌30g，胆南星12g，生大黄30g，枳实15g，厚朴12g，石菖蒲15g，钩藤12g，甘草3g。1剂，水煎服，每日1剂，早晚2次分服。

二诊（2017年10月6日）：神志清楚，大便通畅，口干苦消失，烦躁消退，舌红，苔薄黄，守上方减大黄，加赤芍10g以清热活血通络，3剂，观察病情变化。

三诊（2017年10月9日）：神志清，精神佳，肌力2级，可简单言语交流，舌红，苔薄黄，脉弦细。出院以中风星蒌通腑胶囊善后。

【按语】患者急性起病，发病时表现为一侧肢体活动不利、言语障碍，问及家属发病前就有习惯性便秘病史，大便干结，数日一行。结合口干苦，舌红，苔黄腻，脉弦滑等症，辨证为痰热腑实。故王新志教授在本案中用星蒌承气汤以通腑泄热、化痰通络，重用大黄、瓜蒌以通导大便。二诊根据大便改善情况，灵活加减，防止泻下过度变生他病。待病情稳定后以中风星蒌通腑胶囊善后。

案3 崔某，女，62岁，河南焦作人。初诊：2019年6月19日。

主诉：双眼视物重影10天。

现病史：10天无明显诱因突然出现双眼视物重影，走路不稳，无肢体活动障碍，无头痛、恶心呕吐等不适，未重视，自认为血压高引起，2天后症状持续不缓解，遂前往当地医院诊疗。入院检查示左侧小脑微出血；枕叶异常高信号，考虑出血；脑白质脱髓鞘。查体：神志清，精神可，视物重影。既往有高血压病史和2型糖尿病病史。给予甘露醇及其他对症治疗后，症状未见明显缓解，遂来我院。时症见神志清，精神可，视物重影，行走不稳，口干口臭，小腹胀硬，纳眠可，大便干。舌红绛，苔黄腻，脉弦滑。

中医诊断：出血性中风（痰热腑实证）。

治法：通腑泄热。

处方：星蒌承气汤加减。全瓜蒌30g，胆南星10g，生大黄50g，枳实15g，厚朴12g，芒硝12g（冲），丹参12g，甘草9g。2剂，水煎服，日1剂，早晚2次分服。

二诊（2019年6月21日）：一剂后大便未下，两剂后大便通利，泄下如羊屎状大便数枚，腹平软，口苦口臭消失，舌红苔黄，守上方减大黄、芒硝，加决明子12g以明目通腑。7剂，观察病情变化，用法同上。

三诊（2019年6月28日）：神志清，精神可，视物清晰，未诉乏力，舌红，苔白，脉弦细。出院守上方加减合二至丸，加生地黄15g以养阴清热，善后治疗。

【按语】 患者以视物重影为主诉入院，检查示脑出血。因肝开窍于目，目视物重影应着眼于肝脏论治，但结合大便干、口干口臭、舌红、苔黄腻等象，治疗急以星蒌承气汤化痰通腑泄热，待腑实证衰减大半，合二至丸加减清肝明目、养阴凉血善后调护。

案4 赵某，男，73岁，河南太康人。初诊：2017年9月28日。

主诉：右侧肢体活动不利3月余，加重伴言语不利1天。

现病史：患者3个月前上楼时突然出现右侧肢体活动不利，间断出现一过性言语不利，无头晕、恶心呕吐等不适，前往当地医院诊疗，经检查明确为脑出血。经治疗后症状改善，遗留右侧肢体偏瘫，行走需他人搀扶。既往有高血压病史15年，平素规律服用降压药治疗，血压控制理想；脑梗死病史6年。1天前左侧肢体活动不利加重伴言语不利，来我院治疗。时症见神志清，精神一般，右侧肢体活动不利，言语不利，口苦，腹胀腹痛，纳可，眠差，大便干，时有矢气，烦乱不安。舌红，苔黄厚腻，脉弦数。

中医诊断：出血性中风（痰热腑实证）。

治法：通腑行气，化痰泄热。

处方：星蒌承气汤加减。生大黄15g，胆南星10g，厚朴25g，枳实25g，芒硝3g（冲），柴胡12g，黄芩10g。2剂，水煎服，日1剂，早晚2次分服。

二诊（2017年9月30日）：大便通畅，先干后溏，腹胀腹痛消失，守上方减大黄、芒硝，加白术15g以健脾益气。继服7剂，用法同上。

三诊（2017年10月7日）：肢体活动不利较前好转，自己扶拐杖能行走，家人可听清楚患者说话，舌红，苔薄白，脉弦。家属要求出院，中药以补气活血通络为法，继续巩固治疗。

【按语】 患者为出血性中风恢复期，本次就诊为顽疾再发，结合目前症状、舌脉、二便等情况，不难看出本案为痰热腑实证。王新志教授精准辨证，使用星蒌承气汤为底方加减治疗。但通腑不应忘记理气顺气，腹胀腹痛明显，间断矢气，考虑肝气郁滞所致，故方中大黄、芒硝用量略小，重用枳实、厚朴行气通腑之品，酌加柴胡、黄芩以疏解少阳之枢机，畅达内外。全身气机调畅，腑气通利，病情很快就趋于平稳。

案5 宋某，男，66岁，河南正阳人。初诊：2018年12月23日。

主诉：左侧肢体活动不利半年，加重伴头痛耳鸣1周。

现病史：患者半年前于工地施工时被重物击中头部，出现左侧肢体活动不利，伴发头晕、恶心呕吐，呕出胃内容物，无言语不利、口角㖞斜等症状，工友将其送至当地脑病专科医院就诊。入院检查示脑出血。经去骨瓣减压手术后病情稳定，遗留左侧肢体活动不利，肌力3级。1天前因左侧肢体活动不利伴头痛耳鸣来我院就诊，时症见神志清，左侧肢体活动不利，肌力3级，头痛耳鸣，喉中痰涎，口苦干呕，纳可，眠差，大便干，3天一次。舌红，苔黄腻，脉弦滑。

中医诊断：出血性中风（痰热腑实证）。

治法：化痰通腑泄热。

处方：星蒌承气汤加减。胆南星12g，生大黄12g，枳实12g，远志15g，厚朴20g，芒硝9g，石菖蒲15g，甘草6g。2剂，水煎服，日1剂，早晚2次分服。

二诊（2018年12月25日）：大便通畅，腹中酣畅淋漓，已无口苦干呕，守上方减硝、黄，继服7剂，用法同前。

三诊（2019年1月1日）：喉中痰涎已减大半，肌力3级，头痛耳鸣消失，守上方加白术15g以护胃和中，肉苁蓉30g补肾填精。

【按语】本案患者处于脑出血恢复期，因脑出血后脑组织形成不可逆性损伤，不能修复，恢复期间病情易反复发作。离经之血便是瘀，瘀血不去，新血不生，肢体活动不利便反复出现。恢复期多以瘀虚为主，但痰热亦可出现。结合舌脉、二便，辨证为痰热腑实证，故选星蒌承气汤通腑泄热。化痰涤痰亦为化瘀，酌加石菖蒲、远志化痰安神，方中未见一味活血化瘀药，而瘀血自除。后以白术护胃和中，以绝生痰之源，肉苁蓉补肾填精以善后。

案6 刘某，男，68岁，河南宝丰人。初诊：2019年7月26日。

主诉：左侧肢体活动不利1年，加重伴乏力2天。

现病史：患者为医生，1年前因加班劳累后突然出现左侧肢体活动不利，言语不利，头晕头痛，恶心，同事随即将其带入CT室做相关检查，示脑出血。转入神经内科病房进行脱水降颅压及静脉注射醒脑静治疗，症状好转后出院。既往高血压病史10年，血压波动在150~160/80~100mmHg，规律服用降压药物治疗，血压控制尚可。2天前肢体活动不利加重，伴周身乏力，来我院就诊，时症见神志清，精神可，左侧肢体活动不利，肌力3级，周身乏力，口干口苦，纳差，眠差，大便干，5天一次。舌暗，苔黄厚腻，脉弦滑。

中医诊断：出血性中风（痰热腑实证）。

治法：通腑化痰，活血泄热。

处方：星蒌承气汤加减。全瓜蒌30g，胆南星10g，生大黄15g，枳实12g，厚朴12g，芒硝6g，丹参30g。2剂，水煎服，日1剂，早晚2次分服。

二诊（2019年7月28日）：大便通畅，已无口干口苦，舌苔黄，脉弦滑。守上方去芒硝，减大黄至9g，加党参15g，继服7剂，用法同前。

三诊（2019年8月5日）：患者未诉乏力，肢体活动较前灵活，肌力3级，纳眠可，舌苔薄白，脉弦。出院给予小柴胡汤调护。

【按语】本案患者同样为脑出血后遗症期，且有高血压病史，结合舌脉、二便情况，治疗本案关键在于通腑泄热兼以活血。二诊时大便通利后，防止泻下过度伤阳，故减大黄用量，加党参护胃调中。三诊诸症皆消，痰热之势除去大半，但见舌苔薄白，脉弦，考虑少阳枢机不利，故出院以小柴胡汤加减调养。王新志教授告诫我们要注意未病先防，如案中未见苦寒伐胃之象，便有预见性地给予党参护胃和中，此医林后辈应学之。

案7 王某，女，57岁，河南扶沟人。初诊：2018年6月21日。

主诉：言语不利5年，加重伴吞咽障碍2天。

现病史：5年前患者与家人聊天时出现言语不利，牙关紧闭，口角流涎，无肢体活动障碍，次日症状持续不缓解，家属带患者至某医院治疗，检查示脑出血。给予西医常规治疗及中药、针灸等治疗，症状略好转后出院，但仍言语不利。2天前言语不利加重，伴吞咽功能障碍，饮食水呛咳，来我院就诊，时症见神志清，精神可，言语不利，吞咽困难，饮食水呛咳，间断肢体麻木，有蚁行感，口干口苦，纳差，眠可，大便黏腻不爽，多日1行。舌暗红，苔黄腻，脉弦滑。

中医诊断：出血性中风（痰热腑实证）。

治法：通腑化痰，活血泄热。

处方：星蒌承气汤加减。胆南星10g，生大黄20g，枳实12g，甘草

6g，芒硝6g，厚朴12g，丹参30g。2剂，水煎服，日1剂，早晚2次分服。

二诊（2018年6月23日）：1剂大便未通，2剂后大便先干后稀，有饥饿感，肢体仍麻木有蚁行感，舌苔黄腻，脉弦滑。守上方减大黄、芒硝，加鸡血藤20g以舒筋养血活络，7剂继服，用法同上。

三诊（2018年6月30日）：言语不利及吞咽障碍明显改善，可与家人交流，吃饭喝水时已不呛咳，舌红，苔白腻，脉弦滑。出院守上方加薏苡仁30g，继服10剂巩固治疗。

【按语】本案以言语不利及吞咽障碍为主诉就诊，大便黏滞，舌红苔黄，脉弦滑，虽未见痰热腑实之全部表现，但有其症便用其药，核心病机为痰热腑实，病性虚实夹杂，先予星蒌承气汤通腑泄热，待热势退，随症加减调护治疗。

3.中风相关性肺炎

余某，男，65岁，河南许昌人。初诊：2019年10月12日。

主诉：右侧肢体活动不利2周，伴咳嗽咳痰2天。

现病史：患者2周前在厨房做饭时出现右侧肢体活动不利，肌力0级，言语不利，神志昏蒙，遂于当地医院就诊，查头颅MRI示左侧丘脑梗死。因入院时，溶栓时间窗已过，遂给予改善循环、营养脑神经及双抗治疗后病情好转，肌力1级，言语不利，神志模糊，但较入院时缓解。2天前患者突然咳嗽咳痰，大便不下，神志不清，复查胸部CT示左下肺中度肺炎。家属相信中医，遂来我院，时症见神志昏蒙，右侧肢体活动不利，肌力1级，咳嗽咳痰，腹胀，大便干。舌红，苔黄厚腻，脉弦滑。

中医诊断：中风相关性肺炎（痰热腑实证）。

治法：通腑泄热。

处方：星蒌承气汤加减。生大黄30g，胆南星12g，厚朴20g，枳实15g，甘草6g，厚朴12g，芦根15g，川贝母6g。1剂，水煎服，日1剂，早晚2次分服。

二诊（2019年10月13日）：1剂后大便通利，腹部平软，神志清，舌红，苔黄腻，脉弦。守上方减大黄，7剂，观察病情变化。

三诊（2019年10月20日）：神志清，肢体活动较前缓解，肌力1级，咳嗽咳痰明显好转，大便正常，日1次，小便可。继续给予西医抗血小板聚集及中医补气活血通络等方药调后。

【按语】本案患者为脑梗死急性期，以梗死后肺炎为主诉入院。中风相关性肺炎应根据"急则治其标，缓则治其本"的原则，当先治其肺炎。结合舌红、苔黄厚腻、腹胀、大便干等，核心病机为痰热腑实，治疗当以清热化痰，通腑泄热。方选星蒌承气汤加减。治疗本病不忘中病即止，肺炎症状得以改善，病机由痰热腑实演化为气虚血瘀，治疗当以补气通络善后。从中我们学习到中风病病机变化迅速，密切关注病情变化尤为关键。

4.卒中后认知功能障碍

张某，女，65岁，河南驻马店人。初诊：2019年7月15日。

主诉：左侧肢体活动不利3年，加重伴智力减退1周。

现病史：患者3年前洗衣服时突然出现左侧肢体活动不利，无口眼㖞斜，无口角流涎，就诊于当地人民医院，辅助检查示右侧基底节梗死。给予抗血小板聚集、营养脑细胞治疗后好转出院。1周前左侧肢体活动不利再发，双下肢乏力，感觉自己被人监视，并有幻视、幻听，记忆力下降，烦躁不安，胡言乱语，经检查除陈旧性梗死外未见明显异常。时症见左侧肢体无力，肌力3级，远近记忆力明显下降，理解、定向、计算、判断等活动全面减退，喉中痰鸣，口角流涎，心慌胸闷，语音低微，纳眠差，大便干，小便可。舌淡暗，苔黄腻，脉弦细滑。

中医诊断：呆证（痰热腑实证）。

治法：通腑清热，泄浊开窍。

处方：星蒌承气汤加减。生大黄20g，瓜蒌30g，胆南星12g，枳实12g，甘草6g，厚朴12g，半夏12g，石菖蒲15g，丹参15g。2剂，水煎服，日1剂，早晚2次分服。

二诊（2019年7月17日）：2剂后大便畅通，胸中酣畅，守上方减大黄，加酸枣仁30g以养血安神。3剂，水煎服，密切观察变化。

三诊（2019年7月20日）：高级智能活动较前明显好转，肢体无力好转，口中和，纳可，已能安然入睡，舌淡，苔薄白，脉弦。患者病情好转，出院以中风星蒌通腑胶囊、复方地龙胶囊善后。

【按语】患者既往有脑梗死病史，脑梗后出现认知功能障碍，此时应将痴呆作为目前治疗的主要目标。根据喉中痰鸣、心慌胸闷、舌脉等表现，不难发现本案病机为痰浊蒙蔽清窍，痰热互结。故给予星蒌承气汤通腑泄热，泄浊开窍。虽痰热腑实证多见于中风急性期，但非绝然。因病机不断演绎变化，中风后认知障碍亦可见痰热腑实之证。痰热之象消退，后以化瘀通络之品调护。

5.中风后悲伤欲哭

江某，男，76岁。初诊：2014年7月12日。

主诉：悲伤欲哭半年。

现病史：家人代诉患者中风2年，曾查头颅MRI示双侧基底节区、双侧半卵圆中心及右侧海马区多发腔隙性梗死，后经治疗肢体症状基本恢复。近半年来出现遇人、遇事时悲伤欲哭，高级智能减退。时症见遇人、遇事时悲伤欲哭，表情呆滞，记忆力减退，头晕头重，喉中痰鸣，咳吐不利，痰多色白质稠，脘痞不适，面色晦暗，言语含糊不清，左侧肢体乏力，身体肥胖，口苦口臭，大便干结，小便可。舌红苔黄厚腻，脉弦滑。

中医诊断：中风后抑郁（痰热内盛，阻闭清窍证）。

治法：清热化痰，开窍醒神。

处方：星蒌承气汤加减。全瓜蒌30g，胆南星12g，生大黄25g，枳实12g，甘草6g，厚朴12g，郁金12g，合欢皮20g。2剂，水煎服，每日1剂，早晚2次分服。

二诊（2014年7月16日）：1剂后，排出少量羊屎状大便；2剂后解出大量臭秽便，家属代诉患者悲伤欲哭的次数明显减少，唯喉中痰鸣，痰多色黄质稠难咯，舌脉同前。守上方减大黄，加桔梗12g。14剂，水煎服，日1剂，早晚2次分服。

后随症加减治疗3个月，悲伤欲哭症状消失。

【按语】抑郁乃中风后常见病，患者虽悲伤欲哭，表情呆滞，看似阴证，但通过口苦口臭、便干、舌红苔黄腻、脉弦滑等现象，不难发现病机为痰热腑实，治宜清热化痰、通腑泄热，选用星蒌承气汤加减。抑郁患者本气不条达，防止清热通腑过量伤气，加重病情，故据舌脉二便情况调整治疗。

中风分为缺血性中风和出血性中风，西医即脑梗死和脑出血。上述医案均是运用星蒌承气汤加减治疗中风后各个阶段（急性期、恢复期、后遗症期）的痰热腑实证。我们从上述医案中不难看出，痰热腑实证的辨证要点：大便干结，口干口苦，舌红，苔黄腻，脉弦数。因中风有五大主症，即突然昏仆、半身不遂、口眼㖞斜、偏身麻木、言语謇涩，患者发病时表现不一，还要时刻关注一些兼症的出现。运用本方时特别要注重患者的大便通利情况，视情况而选药，注意用药的剂量及煎服方法。同时还要有预见性，在选用泄热通便药的同时加用建补中焦之品。因中风病病机处于一个动态演变的过程，要时刻关注患者当下症状，把握核心病机随症加减，因人而异。如腑气通利后现舌红少苔、脉细等阴虚表现，要加用滋阴清热之品；若运用通腑泻下之品后大便通利，停用后大便干结难下，考虑肝郁气滞、肝疏泄失常之表现，应选用疏肝解郁之品。若疾病初始便表现出大便干、少腹疼痛、舌质红绛之象，运用清热化痰、通腑泄热之品后大便未通，应选用活血化瘀之品以导瘀热下行。还要注意如果用药过度，产生变证、坏证，要有补救措施。若下利后变生气利，患者矢气时见，大便滑脱不禁，诃梨勒散主之；若变证为呕血，给予犀角地黄汤加减；若变证呃逆给予五磨饮子加减。中风病防护尤为关键，行气通腑应贯穿中风病始终，避免毒损脑络，但临床应用应精准施策，精心护理。中医学讲未病先防，既病防变，同样适用于中风病防治，有效的生活方式及治疗方式干预可大幅降低中风病的发病率，提高生活质量，提升生活幸福指数。

6.前庭神经元炎

崔某，女，60岁。初诊：2016年3月22日。

主诉：间断性头晕伴恶心5年。

现病史：患者5年前无明显诱因间断出现头晕伴恶心，无头痛、呕吐，无肢体活动障碍，无意识障碍，症状间断发作，在当地医院诊断为前庭神经元炎。测血压160/90mmHg，给予苯磺酸氨氯地平片口服及对症治疗，未见明显缓解，遂来我院就诊。查头颅核磁未见明显异常。既往高血压病史15年，血压最高达180/110mmHg，间断口服苯磺酸氨氯地平片，平素血压波动在140～150/100mmHg。时症见间断头晕恶心，喉中痰鸣，痰多不易咳出，腹胀，反酸烧心，大便5日未行，小便可。舌质红，苔黄腻，脉弦滑。

中医诊断：眩晕（痰热内扰证）。

治法：化痰通腑，清热泄浊。

处方：星蒌承气汤加减。大黄30g，胆南星12g，石菖蒲12g，枳实15g，厚朴12g，天麻12g，甘草3g，焦山楂15g。3剂，水煎服，每日1剂，早晚2次分服。

二诊（2016年3月25日）：患者服药后，头晕恶心等症已减大半，神清气爽，大便顺畅，腹中酣畅，反酸烧心已明显好转。舌红，苔薄黄，脉弦数。守方去硝、黄继续服用3剂。

三诊（2016年3月28日）：患者未诉头晕恶心，血压已降至正常，无头痛、腹胀、烧心，大便溏薄，小便可。舌脉同上。调上方加白术12g以巩固疗效。

【按语】胃肠乃人体第二大脑，王新志教授强调眩晕病尤当顾护腑气通畅，但见腑气不通就当急下护阴。结合喉中痰鸣、腹胀、大便干、舌红、苔黄腻等症状辨证为痰热腑实证。三诊时大便溏薄，此时已有泻下过度伤阳之势，随即加健脾利湿之药以护卫中焦，此乃王新志教授倡导的"保胃气"思想。该患者三诊后血压完全正常，头晕等症状消失，随访半年未见复发，同时腹胀、反酸烧心等症状也明显改善，这就是"脑病胃治"的生动体现。

7. 末梢神经炎

张某，男，42岁，开封市人。初诊：2017年6月12日。

主诉：双下肢麻木伴发无力1月余。

现病史：患者于半个月前饮酒后出现双下肢麻木无力，双脚心发热，可勉强近距离行走，无意识障碍，无发热、恶心呕吐等不适，于当地医院检查未见明显异常，给予营养神经、舒经通络、健脾补肾等药物治疗后，麻木症状未见明显缓解。后自行服用维生素B_6片、甲钴胺胶囊未见明显改善。后来我院门诊，诊断为多发性末梢神经炎，时症见神志清，精神可，双下肢麻木无力，双脚心发热，喉中痰鸣，纳可，眠差，大便干，小便可。舌质淡红，苔黄腻，脉弦滑。

中医诊断：痿证（痰热阻滞证）。

治法：清热化痰，通腑泄热。

处方：星蒌承气汤加减。全瓜蒌30g，胆南星12g，大黄25g，枳实12g，厚朴12g，土茯苓12g，甘草6g，炒薏苡仁30g，茯苓30g。2剂，水煎服，日1剂，早晚2次分服。

二诊（2017年6月14日）：2剂后大便通利，双下肢麻木及脚心发热缓解，仍感无力。守上方减大黄，继服3剂，用法同上。

三诊（2017年6月17日）：患者麻木无力等症状明显缓解，自己已能独立行走，无乏力感，未诉脚心发热感，纳眠可，二便调。守二诊方加熟地黄20g，白术15g。14剂，继续服用以巩固疗效。

【按语】根据患者症状，中医学将末梢神经炎归属于"痿证"范畴，既往给予营养神经、健脾补肾等药物治疗未见明显缓解，此时当察别阴阳，辨识病机。以双脚心发热、大便干、喉中痰鸣等不难看出患者病机为痰热内蕴，"湿热不攘，大筋软短，小筋弛长，软短为拘，弛长为痿"。此言湿热互结可发为痿病，表现为麻木无力。故治以清热化痰、通腑泄热，方选星蒌承气汤加减。另加薏苡仁健脾利湿化痰，土茯苓解毒利湿。见腑气通畅，痰湿消退，病机由痰热腑实转为脾肾两虚，减通腑之品，加健脾补肾之品善后调养。此案告诫我们治疗应分清先后，把握核心病机。

8.梅尼埃病

姜某，女，52岁，河南南阳人。初诊：2018年8月29日。

主诉：发作性眩晕20年，加重2天。

现病史：患者20年前乘火车后出现发作性眩晕，伴恶心呕吐，无头痛，且天热及情志刺激后加重，乘车乘船时加重，平素嗜好生冷及甜食。自述发作时服用藿香正气水、养血清脑颗粒，能自行缓解，再服效不佳。后于当地医院诊治，诊断为梅尼埃病，给予扩张血管、改善循环及中医平肝息风等治疗未见明显缓解。2天前头晕再发，有天旋地转感，恶心呕吐，纳一般，眠差，大便干，小便频。舌暗，苔白黄厚腻，脉弦细。

中医诊断：眩晕（痰热上扰证）。

治法：清化痰热，通腑泄热。

处方：星蒌承气汤加减。全瓜蒌30g，胆南星12g，大黄30g，枳实12g，厚朴12g，芒硝9g，陈皮12g，白术12g，甘草6g。1剂，水煎服，早晚2次分服。

二诊（2018年8月30日）：大便干，头晕略缓解，纳差，睡眠较前改善，舌暗，苔白微腻，脉弦滑。守上方减芒硝，改大黄为10g，加泽泻30g以增强利水之功。3剂，水煎服，日1剂，早晚2次分服。

三诊（2018年9月2日）：眩晕感消失，纳可，已能安然入睡，给予归脾丸以善后。

【按语】患者诉说头晕伴恶心呕吐，梅尼埃病诊断明确。该病中医多以水湿论治，但因病机演变较快，也可见于痰热腑实证。结合大便干、眠差、舌红、苔白黄厚腻,为湿热阻滞中焦,病久化热导致腑气不通。治疗当以清湿热、化痰浊。结合本病,治疗在星蒌承气汤基础上加陈皮、白术。二诊时腑气通畅后去大黄、芒硝,加泽泻,仿泽泻汤之意,"其人苦冒眩,泽泻汤主之"。意在健脾利水,水湿一除,则眩晕自止。此时病机关键为脾虚痰湿互结,亦能理解用平肝潜阳之品未能奏效之原因。

9.血管性痴呆

李某,女,64岁,河南驻马店人。初诊:2018年5月18日。

主诉:智力障碍6年,加重1周。

现病史:患者6年前无明显诱因出现表情呆滞,智力衰减,查头颅CT示大脑萎缩,于当地医院住院治疗,效果不佳。出院后遗留健忘、痴呆,或哭笑无常,或终日不语,呆若木鸡。1周前上述症状加重,为求中医治疗,遂来我院。时症见表情呆滞,寡言少语,思路不清,智力、记忆力、计算力、定向力、理解力均下降,口多涎沫,口苦口臭,纳可,眠差多梦,大便干,5日一行,小便频涩痛。舌质暗,苔黄厚腻,脉弦滑。

中医诊断:痴呆(痰热蒙窍证)。

治法:豁痰开窍,清热利湿。

处方:星蒌承气汤加减。全瓜蒌30g,胆南星12g,大黄30g,枳实12g,厚朴12g,远志10g,石菖蒲12g,竹茹12g,茯苓12g,甘草6g。2剂,水煎服,每日1剂,早晚2次分服。

二诊(2018年5月20日):大便通利,小便涩痛感消失,舌质暗、苔薄黄微腻,故守上方减大黄,加红景天30g,益气活血,通脉化瘀。7剂,水煎服,每日1剂,早晚2次分服。本欲加麝香通络散瘀,考虑患者经济条件,故用红景天代替。红景天被《神农本草经》列为药中上品,具有益气活血、通脉益智及抗衰老之功效。

三诊(2018年5月27日):诸症明显改善,神志清,精神可,纳眠、二便均调。舌质淡红,苔白腻,脉滑。给予涤痰汤加减,继服10剂。随访1年,病情稳定。

【按语】6年前无明显诱因突然出现痴呆症状,家人及患者本人一时都难以接受,必生郁,又因病程较久,久病入络,必有血瘀,气滞血瘀,心智不明;患者痰气郁结,心窍被蒙,则郁郁寡欢。结合舌脉、二便,乃痰热内盛之象,给予星蒌承气汤加减以通腑泄热,配以石菖蒲、远志、茯苓、甘草以开心安神、补气、利湿化浊，外加竹茹清燥开郁，旨在令人过目不忘，可改善记忆力下降、痴呆等症状，同时还可开达解郁，强心益智，延年益寿。待病情稳定，热象消失后以涤痰汤加减豁痰开窍、祛湿醒脑。王新志教授巧用上述方剂组合加减，常用来治疗痴呆、健忘、郁证等，疗效甚佳。

10. 癫痫

赵某，女，18岁，河南驻马店人。初诊：2019年12月18日。

主诉：四肢抽搐反复发作10年。

现病史：患者自10年前无明显诱因出现发作性牙关紧闭，四肢抽搐，每次发作时间为2分钟，后自行缓解，精神如常人，未重视，后发作次数增多，活动及睡眠时均可发作，日发作2~3次，多为短暂意识丧失、四肢抽搐，伴发喉中痰鸣，两目上视，发出羊叫声。经医院积极治疗，给予氯硝西泮片、苯妥英钠，病情稍缓解。时症见夜间睡眠时发作性四肢抽搐，意识丧失，双目上视，口角流涎，喉中痰鸣，反应迟钝，形体肥胖，口干口苦，自述腹中有气上冲咽喉，纳眠可，腹胀，大便干，排便无力，小便可。舌淡，苔黄腻，脉弦滑。

中医诊断：痫证（痰热蒙窍证）。

治法：涤痰清热，开窍定痫。

处方：星蒌承气汤加减。全瓜蒌30g，胆南星12g，大黄15g，枳实20g，厚朴30g，薏苡仁30g，白术12g，六神曲30g。2剂，水煎服，日1剂，早晚2次分服。

二诊（2019年12月20日）：癫痫发作次数减少，日1~2次，大便下，质稀，日1次，腹胀、腹中气冲咽喉感觉消失，守上方大黄改为9g，加熟地黄30g。继服3剂，用法同上。

三诊（2019年12月23日）：癫痫未再发作，纳眠可，二便调。嘱患者勿熬夜，畅情志，少食生冷甜食等滋腻伤阳之品，以人参健脾丸善后。

【按语】本案患者自幼发病，形体肥胖，中医考虑为禀赋不足、顽痰伏滞，结合舌红、苔黄腻、口干苦、大便干等情况，治疗当化痰通腑泄热，方选星蒌承气汤加减。本方为王新志教授常用方，方中重用厚朴、枳实以行气降气，外加白术仿枳术丸之意，健脾消积；薏苡仁、熟地黄健脾扶正、补肾填精，补先后天之不足。六神曲为王新志教授治疗癫痫验药，一则消积，二则息风止痉。

11. 睡眠障碍

马某，男，42岁，河南驻马店人。初诊：2018年9月10日。

主诉：间断性失眠7年，加重伴烦躁2周。

现病史：患者7年前无明显诱因出现间断性失眠，耳鸣如蝉，乏力，夜间能睡3～4小时，白天精神不振，无眩晕、恶心、呕吐等不适，间断给予安神补脑液、六味地黄丸等药物治疗，未见明显好转。后入院治疗，辅助检查无异常，给予安眠片口服，勉强入睡4～5小时，多梦早醒，生活质量明显下降。2周前失眠加重，伴烦躁不安。后经朋友介绍前来我院，时症见失眠烦躁，耳鸣乏力，汗出怕热，心慌，纳可，多梦易醒，大便干结，小便可。舌尖红，苔黄腻，脉弦数。

中医诊断：不寐（痰热内盛证）。

治法：清热化痰，通腑泄热。

处方：星蒌承气汤加减。全瓜蒌30g，胆南星12g，大黄20g，枳实20g，厚朴12g，煅龙骨30g，煅牡蛎30g，磁石30g，朱砂0.1g，黄连6g。2剂，水煎服，日1剂，早晚2次分服。

二诊（2018年9月12日）：大便通畅，排出干结臭秽样便，已能安然入睡，仍多梦早醒，守上方减大黄，加竹茹15g以增加清热除烦之功，3剂继服。

三诊（2018年9月15日）：睡眠趋于正常，已能入睡7小时，腰痛、耳鸣、乏力等症状消失，给予逍遥丸以善后。

【按语】不寐病临床中时常遇见，痰热腑实型亦不在少数。患者心悸、汗出、怕热、耳鸣乏力、大便干、苔黄腻为痰热内盛之象，痰热扰乱心神，故表现为睡眠不安。治以清热化痰通腑，方用星蒌承气汤合磁朱丸加减。朱砂性寒，入心经，能镇心神，定惊悸；黄连清心火除烦热；龙骨、牡蛎、磁石潜阳安神。诸药共用，痰热除，心火得清，阴血得养，诸症自除。

12. 三叉神经痛

蒋某，男，62岁，山西晋城人。初诊：2019年12月19日。

主诉：间断头痛5年余，加重1周。

现病史：患者间断头痛5年余，以右侧额颞部为主，疼痛常累及右面部、眼眶及眉棱骨周围，有时可走窜至对侧，呈持续性跳痛，痛甚时瘙痒，抓挠后溃破流黄水，遇劳遇热及情志刺激后加重，其间不断寻医问药，间断口服卡马西平及外用复方黄柏液涂擦治疗，效不佳，1周前右侧额颞部跳痛再发，自行服用疏肝解郁之品，未奏效。为求系统中医治疗，遂来我院就诊。时症见间断右侧额颞部跳痛，走窜至对侧面部，痒痛不止，纳可，眠差，口干口苦，大便干，小便调。舌质淡，苔黄腻，脉弦滑。

中医诊断：痹证（痰热腑实、瘀热痹阻证）。

治法：清热通腑，化痰散瘀。

处方：星蒌承气汤加减。胆南星12g，大黄25g，枳实20g，厚朴12g，水蛭9g，醋乳香10g，醋没药10g，土茯苓12g，白芷15g，薏苡仁30g。3剂，水煎服，日1剂，早晚2次分服。

二诊（2019年12月22日）：头痛发作次数较前明显减少，睡眠较前好转，纳可，二便调，舌红，苔薄白，脉弦滑。在上方基础上减大黄，土茯苓加至15g。10剂，继续观察病情变化，用法同前。禁食辛辣刺激、油腻之品。

三诊（2020年1月1日）：诸症消失，给予行气化瘀通络之药善后。

随访半年，患者诉头痛未再发作。

【按语】患者为老年男性，间断头痛5年余，曾从气郁、火热论治，未能奏效。因病机演化，个体差异性较大，故当结合病史、体征、舌脉等情况详辨。此病病程较长，久病入络生痰瘀。痰瘀日久郁积，一则影响脏腑气机运转，不通则痛；二则郁积化火生热，热盛则痒。故治疗以清热通腑，化痰散瘀。乳香、没药活血散瘀止痛，加土茯苓、薏苡仁、白芷以强化解毒利湿之功，水蛭活血通络。腑气畅通后继续给予化瘀通络的药物调护。

13.进行性舞蹈病

赵某，男，45岁，河南周口商水县人。初诊：2019年10月12日。

主诉：手足多动伴走路摇摆2年余。

现病史：患者为办公室文员，经常熬夜加班书写文书，2年前无明显诱因出现手足多动，走路摇摆，记忆力下降，经常无故与家人争吵，烦躁易怒。查头颅MRI示脑萎缩，脑白质脱髓鞘，脑动脉硬化。经入院积极治疗，给予镇静催眠药物，效果不佳。来我院诊治，门诊诊断为多动症，时症见神志清，精神差，语声低微，走路摇摆，手足多动，腹胀，纳可，入睡困难，大便5日未行。舌暗红，苔黄腻，脉弦滑。

中医诊断：颤证（痰热内扰、阴虚风动证）。

治法：通腑泄热，养阴息风。

处方：星蒌承气汤加减。全瓜蒌30，胆南星12g，大黄15g，枳实20g，厚朴12g，赤芍15g，甘草6g，生地黄30g。3剂，水煎服，每日1剂，早晚2次分服。

二诊（2019年10月15日）：走路摇摆较前好转，手足仍颤动，大便下，小便可，守上方，大黄改为6g，继服7剂，用法同前。

三诊（2019年10月22日）：手足多动症状明显缓解，未见手足颤动，纳可，20分钟内入睡，大便溏薄，日1次，小便正常。守上方减大黄，加丹参12g以加强祛瘀通络之功。14剂，巩固疗效，用法同前。

【按语】患者表现为手足多动，走路摇摆，中医学将其归属于颤证，"诸暴强直，皆属于风""肝在体合筋"，同时考虑患者病程长，久病入络，结合舌脉、二便，本案为痰热内扰所致。治以通腑泄热、养阴息风。本方由星蒌承气汤合芍药甘草汤加生地黄而成。临床凡遇此病，多考虑直接从肝论治，殊不知腑气不通，再多养肝舒筋之品也难奏效。

第二节　通腑泄热法医案

一、代表方剂——大承气汤

大承气汤属下法之要方，出自《伤寒论》，原文记载："阳明病，潮热，大便微硬者，可与大承气汤；阳明病，谵语，有潮热，反不能食者，胃中必有燥屎五六枚；若能食者，但硬耳；宜大承气汤。"吴昆《医方考》将大承气汤的适应证归纳为"痞、满、燥、实、坚全俱者"。具体药物组成：大黄12g，厚朴24g，枳实12g，芒硝9g。水煎，先煎厚朴、枳实，后下大黄，芒硝溶服。《方剂学》将该方列为泻下剂，并告诫我们无痞满燥实等症，不可贸然应用此方。王新志教授认为大承气汤为峻下热结方，理应突出一个"热"字，运用通腑的方法使热从肠道排出体外。《伤寒论》中论述大承气汤的条文共计19条，主要为燥屎、便闭而设。《金匮要略》专述大承气汤用以治疗产后恶露不尽，病机为产后瘀阻兼里实证。我们可知大承气汤一来泄热通便，二来逐瘀通经。方中大黄为君，具有泄热通便、荡涤胃肠实热积滞、逐瘀通经之功，将本方病机体现得淋漓尽致；芒硝咸寒润降，泄热通便，软坚润燥，以除燥坚，用以为臣；硝、黄配合，相须为用，泻下热结之功益峻。实热内阻，腑气不行，故佐以厚朴下气除满，枳实行气消痞，合而用之，既能消除痞满，又使胃肠气机通降下行以助泻下通便。四药相合，共奏峻下热结之功。吴又可认为大承气汤为祛邪而设，并非专为粪结而立，临证之中应该活用本方。当然，在活用本方的同时，对于脾胃虚弱、精血将失之人，不可运用此方。应全面动态观察疾病之演变，做到中病即止。除本方外，王新志教授临床中还善用凉膈散、黄连解毒汤、犀黄丸、朱砂安神丸、大黄甘草汤等治疗缺血性中风、不寐、郁证、高热惊厥、耳聋耳鸣等疾病。若见三焦及上中二焦火热互结，表现为面赤、口舌生疮、谵语、便秘溲赤者，可用凉膈散、黄连解毒汤以清上泻下；若见痰瘀热毒互结，表现为各种关节痛、三叉神经痛等，可选用犀黄丸以清热解毒、化痰散瘀；若心火旺盛，阴血不足，表现为心神烦乱、胸中懊恼等失眠多梦者，选用朱砂安神丸以清热泻火，养心安神；若见胃肠实热阻滞，表现为呕吐、便秘等，可选用大黄甘草汤以通腑泄热，降逆止呕。

二、典型医案

1. 缺血性中风

曹某，男，53岁，河南商丘人。初诊：2016年3月10日。

主诉：言语含混不清、左侧肢体活动不遂伴肿胀10天。

现病史：患者10天前因与邻居争吵后出现左侧肢体活动不遂，不能站立，同时言语含混不清，在当地医院查颅脑核磁示右基底节区新鲜梗死灶。遂住院给予阿司匹林肠溶片以抗血小板聚集，阿托伐他汀钙片降脂稳定斑块，丹红、血栓通、依达拉奉注射液改善循环、清除自由基等治疗10天，生命体征稳定，肌力2级，但出现左侧肢体肿胀，远端较重，遂至我院就诊。既往高血压病史15年，血压最高达170/100mmHg，未规范治疗，平素血压在140～150/90mmHg。时症见左侧肢体活动不遂，左侧肌力2级，语言謇涩，同时左侧肢体水肿，腹胀便干，3日未行，纳眠差。舌质红，苔黄，脉弦滑。

中医诊断：缺血性中风恢复期（瘀热腑实证）。

治法：通腑泄热，活血消肿。

处方：大承气汤加活血利水药。生大黄25g，生白芍30g，枳实10g，生白术30g，瓜蒌皮15g，益母草15g，泽泻15g，烫水蛭10g。2剂，水煎服，每日1剂，早晚2次分服。

二诊（2016年3月12日）：肌力3级，肢体水肿明显减轻，腹胀减退，腹部平软，大便已行，舌质红，苔黄，脉弦滑。守方大黄改为15g，继服3剂。

三诊（2016年3月15日）：言语謇涩好转，肢体肿胀消失，纳食可，眠可，大便日行1次。舌质稍暗，苔薄，脉弦。继以健脾补肾、填精益髓为本。方用六味地黄丸、中风星蒌通腑胶囊善后。

【按语】王新志教授指出中风后肢体肿胀多见于气虚血瘀水停，同时也可以见于内外同病，阳明腑实于内，四肢水肿于外，该患者就属于后者。腑实不通，气血不归正化，逼迫于外，故见肢体水肿，《伤寒论》曰："少阴病，自利清水，色纯青，心下必痛，口干燥者，急下之，宜大承气汤。"故治疗予生大黄、枳实通下，益母草、烫水蛭活血利水，同时白芍、白术既有通腑之力，亦有利水之妙，故效果良好。该病案充分体现了王新志教授应用通腑法的灵动性和对病因病机认识的深入性。

2. 偏头痛

吴某，女，32岁，河南郑州人。初诊：2017年4月16日。

主诉：间断偏头痛3年。

现病史：3年前因睡眠不足出现左侧颞部发作性搏动样疼痛，经前期或休息不好时加重，发作前眼前有亮点、波纹，畏光，恶心，口淡，食欲欠佳，不易入睡，大便三四天一行，质干，疼痛时口服布洛芬胶囊。近日头痛再发，口服布洛芬无效，遂来就诊。平素大便干，三四日一行，经常感冒，易劳累。舌淡暗，苔黄，脉弦数。

中医诊断：偏头痛（瘀热证）。

治法：清热通腑化瘀。

处方：大承气汤加减。大黄30g，芒硝6g，枳实9g，大枣3g，赤芍10g，川芎12g，桃仁10g，红花10g，麝香0.1g。1剂，水煎服，早晚2次分服。

二诊（2017年4月17日）：患者大便通利，诉月经来潮，下腹部冷痛，有少量血块，急躁易怒，舌暗苔白，脉弦细，守上方去芒硝、大黄。7剂，早晚2次分服，观察病情变化。

三诊（2017年4月24日）：诸症消失，以血府逐瘀汤14剂活血化瘀、行气止痛调服。

随访半年，头痛未再发作。

【按语】"久病入络，痼疾必瘀"，头痛3年，时发时止，必有瘀血停于脑窍，同时患者平素阳明燥盛，便干腑气不通，浊气上逆，与瘀血互结，久不能退，瘀热时时困扰，所以头痛时时发作。通窍活血汤以芳香走窜之麝香直达病所，桃仁、赤芍、川芎、红花共奏活血化瘀之功效，同时以芒硝、大黄去除阳明之燥热，枳实行气通腑、畅达气机，故起效迅速。

3. 耳鸣

蔡某，女，46岁，河南信阳人。初诊：于2018年3月20日。

主诉：间断耳鸣、头痛10余年，加重1个月。

现病史：患者间断耳鸣、头痛10余年，耳鸣如蝉，环境安静时尤为明显，严重影响工作学习。左侧头部呈持续性跳痛，多在劳累及情绪刺激后发作，每年春季多发，曾行头颅CT及MRI检查，均未见明显异常。间断口服药物治疗，未见明显缓解，为求系统中西医治疗，遂前来就诊。时症见间断双耳耳鸣，耳鸣如蝉，左侧颞部疼痛，眠差，入睡困难，纳尚可，口干口苦，大便干，4日未行，小便可。舌质淡，苔薄黄，脉弦滑。

中医诊断：耳鸣（痰热互扰、肝郁气滞证）。

治法：通腑泄热，清肝利胆。

处方：大承气汤加减。大黄20g，生甘草6g，厚朴15g，枳实12g，柴胡10g，郁金12g，白芍15。2剂，水煎服，日1剂，早晚2次分服。

二诊（2018年3月22日）：2剂后大便未行，睡眠较前好转，舌脉同前，守上方加芦荟以增清热通便之效。2剂，水煎服，日1剂，早晚2次分服。

三诊（2018年3月24日）：2剂后大便通畅，已能安然入睡，头痛耳鸣较前明显缓解。以六味地黄丸加减继续调养。

随访3个月，患者诉耳鸣、头痛未再发作。

【按语】患者以头痛为主诉，症见大便难、口干口苦、耳鸣如蝉、舌红、苔薄黄等，看似应当从肝肾论治，但腑气不通为当下急症，治以通腑泄热,待腑气通畅后再调补肝肾,故先给予大承气汤加减,酌加柴胡、郁金、白芍解郁,助腑气通利,后以六味地黄丸调护。本案妙在加芦荟一药,既可以清肝热,同时也可以导热下行,故获效良好。

4.眩晕

张某,男,52岁,河南平舆人。初诊:2017年8月12日。

主诉:间断头晕9月余。

现病史:患者9个月前无明显诱因出现间断头晕,同时出现头汗,视物模糊,颈肩部疼痛不适,纳可,睡眠质量差,腹胀腹痛,耳鸣,烦躁易怒,大便干,小便正常,舌暗红,苔黄腻,脉弦数有力。辅助检查:CT提示脑梗死。既往史:高血压病、2型糖尿病、脑梗死。时症见头晕,间断头汗出,耳鸣,纳可,眠差,大便干,小便可。舌暗红,苔黄腻,脉弦细。

中医诊断:眩晕病(痰热上蒙证)。

治法:行气通腑,养阴清热。

处方:大承气汤加减。大黄15g,生甘草6g,芒硝6g,厚朴30g,黄芩12g,薄荷9g,枳实15g,生地黄30g,玄参12g。2剂,水煎服,日1剂,早晚2次分服。

二诊(2017年8月14日):头晕缓解,大便通利,便质稀,每天2~3次。守上方去大黄、芒硝,加焦白术15g护胃调中。3剂,水煎服,日1剂,早晚2次分服。

三诊(2017年8月17日):未诉头晕,已能安然入睡,二便正常。舌红,苔薄黄,脉弦细。守上方,加山药15g,14剂,巩固治疗。

【按语】根据患者间断头晕、汗出之表现,血行多由热迫,结合舌暗红、苔黄腻,可确定有火热之邪,然而此处火热之邪常被误认为肝火所致,但王新志教授认为此处为瘀热之邪,"但头汗出"即可证明,迫使肝阳上亢,迫血妄行而出,而肝火则多兼见耳鸣、烦躁易怒等症状。所以该患者病机为阴虚为本、瘀热为标,治疗当通腑泄热、养阴清热,故选用大承气汤加减。外加生地黄、玄参养阴生津、补血安神,黄芩清宣瘀热,薄荷透邪解郁。

5.顽固性头晕

段某,男,56岁,河南驻马店人。初诊:2019年7月21日。

主诉:间断头晕伴呕吐1年,加重2天。

现病史：患者1年前无明显诱因出现间断性头晕，头晕欲倒，干呕，休息后能略缓解。给予扩张血管及平抑肝阳药物治疗，效果不佳。平素血压150/90mmHg，规律服用硝苯地平缓释片（20mg，日1次），血压控制尚可。有抽烟史，平素食欲好，嗜食辛辣刺激，易上火，反复性口腔溃疡。2天前眩晕再发，晕时天旋地转，必须依靠外物方能站立，干呕心烦，头顶有数个火疖。时症见头晕心烦，口腔溃疡，纳可，口中有异味，入睡困难，大便干，小便灼热。舌红，苔薄黄，脉弦数。

中医诊断：眩晕（火热互结、阳明腑实证）。

治法：通腑泄热，清热除烦。

处方：大承气汤加减。大黄15g，厚朴12g，枳实15g，炙甘草30g，黄芩12g，黄连6g，焦栀子10g，竹茹15g，党参15g。2剂，水煎服，日1剂，早晚2次分服。

二诊（2019年7月23日）：1剂后排出羊屎状大便几十枚，2剂后头晕缓解，已无干呕心烦，大便正常，日1次，小便清长。守上方去大黄，继服3剂，用法同上。

三诊（2019年7月25日）：患者头晕症状缓解，口腔溃疡明显好转，纳眠可，二便调。给予半夏泻心汤7剂，以巩固疗效。

【按语】对于伴有高血压的顽固性眩晕，我们常会以平肝潜阳为法调治，但效不佳。结合舌脉，反复口腔溃疡以及既往有烟酒史，辨证为火毒热盛、阳明腑实证。治疗给予大承气汤加减。以大承气汤通腑泄热，驱邪外出，外加竹茹清热化痰，除烦安神，甘草解百毒调中。考虑本方多苦寒之品，以防骤伤中阳，加党参固护中焦脾胃。虽患者为痰热体质，但本方不宜长时间服用，中病即止，三诊时改为半夏泻心汤，补泻兼施、寒热平调。

6. 缺血性中风后肠麻痹

张某，83岁，河南南阳人。初诊：2017年8月3日。

主诉：右侧肢体活动不利伴恶心呕吐1月余。

现病史：患者1个月前无明显诱因出现右侧肢体活动不利，行走不稳，头晕，恶心呕吐，至当地某三甲医院住院，磁共振示右侧桥臂梗死，予以抗血小板聚集、营养脑神经、抑酸护胃等治疗，住院期间恶心呕吐症状呈进行性加重，稍动即吐，稍食即吐，予以鼻空肠管，鼻饲营养液。时症见神志清，精神差，右侧肢体活动不利，不能行走，头晕，恶心呕吐，稍食即吐,稍动即吐,左侧眼睑闭合不全,左侧鼻唇沟变浅,口角偏向右侧,反应稍迟钝,听力减退,留置鼻空肠管,眠可,大便秘结,数日未行。舌质暗,苔黄腻,脉滑。

中医诊断:缺血性中风恢复期(阳明腑实证)。

治法:通腑泄热,降逆止呕。

处方:大黄甘草汤加减。大黄10g,甘草6g,麸炒枳实10g,槟榔10g,化橘红12g,麸炒白术15g,茯苓12g,生姜12g。3剂,水煎服,日1剂,早晚2次分服。

二诊(2017年8月5日):家属代诉呕吐次数较前减少,每日5~6次,可经口少量进食,咯吐少量口腔分泌物,大便已通,仍腹胀,舌质暗,苔黄稍腻,脉弦滑。仍以"通腑"为原则,守上方大黄减至9g,炒白术改为20g,茯苓改为20g,继服7剂,用法同上。

三诊(2017年8月12日):诉诸症均较前好转,可在家人搀扶下行走,鼻空肠管已拔除,可经口进半流质食物,纳差,不思饮食,食后或服药后仍呕吐,日2~3次,诉服上方3剂后大便偏稀,故后3剂将大黄减至3g,现大便尚可,仍偶腹胀,舌质暗,苔黄稍腻,脉弦滑。患者呕吐基本已止,腑气已通,以"通腑健脾消积"为法善后,方选大黄甘草汤合健脾丸加减。党参20g,半夏12g,砂仁6g,枳壳12g,生姜10g,甘草5g,鸡内金30g,神曲30g,麦芽30g,陈皮12g,白术20g,大黄5g。7剂,水煎服,日1剂,早晚2次分服。

四诊(2017年8月19日):诉诸症均好转,可行走数十米,大便可,1~2日一行,舌质暗苔黄,脉滑。患者情绪激动及紧张时呕吐,考虑其病机为肝郁气滞,胆气扰心,故气逆而上以致呕吐,治疗上予以心理疏导,以疏肝健脾、行气止呕为治法,方选健脾丸加减。枳实12g,人参30g,白术40g,茯苓12g,麦芽30g,半夏15g,生姜9g,黄连6g,厚朴15g,桂枝10g,陈皮15g,甘草3g。10剂,水煎服,日1剂,早晚2次温服。

1个月后随访,患者呕吐已止,诸症好转。

【按语】患者恶心呕吐兼见大便秘结,燥屎内结,腑气不通,故因势利导,采取攻下之法,以降逆止呕,故首诊及二诊时方选大黄甘草汤加减,服药后腑气通降,中气得归,则呕吐止。三诊时患者呕吐基本已止,腑气已通,症见食少难消,脘腹痞满,不思饮食,面色萎黄,倦怠乏力,反复呕吐,"吐下则无完气",故以健脾消食为治则。四诊时患者诉情绪激动及紧张时呕吐,考虑为神经性呕吐,属于中医"呕吐"或"反胃"范畴,病机为脾虚木郁克土,肝气犯胃,王新志教授常说"胃肠是人的第二大脑",焦虑、紧张等情绪均可引起恶心、呕吐、腹泻等胃肠道症状,故以疏肝健脾为法收尾,获效良好。

7. 不寐

曹某,男,55岁,河南固始人。初诊:2018年3月28日。

主诉:间断失眠10年余。

现病史:10年前因思虑过度逐渐出现失眠,入睡困难,易醒,梦多,自服安定等安眠药后好转,晨起乏力,自觉上胸部烦热,胁部发胀,易紧张,脾气差,口干口苦,口渴。既往有高血压病史。时症见入睡困难,多梦易醒,纳差腹胀,大便干,小便可,舌红,苔厚微黄,脉弦数。

中医诊断:不寐(阳明腑实、肝胃不和证)。

治法:泄热通腑,疏肝和胃,养心安神。

处方:大承气汤加减。大黄15g,厚朴12g,枳实15g,党参10g,黄连12g,姜半夏12g,甘草10g,干姜6g,桂枝6g。3剂,水煎服,日1剂,早晚2次分服。

二诊(2018年4月1日):诸症皆消,偶有胃脘部反酸,轻微打嗝,给予半夏泻心汤7剂,继续调养。

【按语】患者以失眠为主诉就诊,结合腹胀、便干、苔厚微黄、脉弦数等症状,辨证为不寐之阳明腑实、肝胃不和证,乃上热下寒,胸中有热,胃中有邪气,病理本质为虚实寒热错杂,病起于肝,累及心脾,治宜泄热通腑,疏肝和胃,养心安神,方用大承气汤合黄连汤以泄热通腑、和胃降逆。诸药配伍,可使肝火得泻,脾胃得和,心神得安,则不寐自愈。

第三节 疏肝利胆通腑法医案

一、代表方剂——大柴胡汤

大柴胡汤出自《伤寒论》,"伤寒发热,汗出不解,心中痞硬,呕吐而不利者，大柴胡汤主之。呕不止，心下急，郁郁微烦者，为未解也，与大柴胡汤，下之则愈"。具体药物组成：柴胡15g，黄芩9g，芍药9g，半夏9g，生姜15g，枳实9g，大枣4枚，大黄6g。大柴胡汤是治疗"心下满之硬痛者"必备方，"按之心下满痛者，为实也，当下之，大柴胡汤主之"。黄煌教授尤为重视腹诊，临证中如有腹肌紧张，手触有抵抗感，甚则剧痛，皆可运用大柴胡汤。相反，如患者平躺后腹部柔软，则不可贸然使用本方。柯琴在《伤寒附翼》中亦云"此方是治三焦无形之热邪，非治胃腑有形之实邪也"。胆与三焦同归少阳，林佳鑫等现代医家同样认为大柴胡汤并非治疗少阳阳明合病之方，而为治疗少阳病之主方。《伤寒论》原文中的"下之则愈"，乃针对小柴胡汤所言，"呕不止，心下急，郁郁微烦者"，说明此时应用小柴胡汤已是药轻不及病所，须应用大柴胡汤。王新志教授结合多年临证经验，认为大柴胡汤具有疏肝利胆、通腑泄热之疗效。此外他还常用龙胆泻肝汤、金铃子散、小柴胡汤治疗梅尼埃病、癫痫、中风、失眠、头痛、疱疹后神经痛等疾病。若见肝经湿热下注、肝胆实火上炎，表现口干口苦、胁肋部胀痛、大便不通者，选用龙胆泻肝汤加减以清肝利胆、通腑泄热；若见肝郁化火，表现为脘腹诸痛、时发时止、便干、口苦、苔黄、脉弦数者，可选用金铃子散疏肝清热、行气止痛；若见少阳枢机不利者，可用小柴胡汤加减以运转枢机。

二、典型医案

1.眩晕

马某，男，58岁，河南信阳人。初诊：2016年9月15日。

主诉：发作性头晕10年，加重伴乏力2天。

现病史：患者10年前在工地干活时出现发作性头晕，无恶心呕吐等不适，每次持续1～2小时，休息后症状略减轻，但仍感觉头部昏蒙不清。既往有30年吸烟史，每天半包，平素嗜好辛辣刺激食物。2天前头晕再发，时测血压160/100mmHg，头顶胀痛，乏力，纳可，眠差，胃脘部胀痛不适，大便干，5天未行，小便微黄。舌暗红，苔黄厚腻，脉弦滑。

中医诊断：眩晕（胆腑郁热证）。

治法：祛风平肝，通腑泄热。

处方：大柴胡汤加减。柴胡12g，黄芩15g，白芍15g，清半夏12g，枳实10g，生姜9g，生大黄12g，大枣10g，茯苓15g，槟榔10g。7剂，水煎服，日1剂，早晚2次分服。

二诊（2016年9月22日）：头晕、头蒙症状已明显缓解，排出黑色硬结大便，胃脘部胀痛消失，血压140/85mmHg。纳可，眠一般，偶尔做梦。守方加赤芍15g，继服7剂。

三诊（2016年9月29日）：患者头晕头蒙已明显改善，顿感腹中畅快，纳眠可，大便每日1次，小便正常。血压130/75mmHg，守上方减大黄、槟榔，加砂仁6g以理气和胃，巩固疗效。

【按语】本案患者血压升高，头晕、头胀，结合舌脉，王新志教授辨证为肝阳上扰、痰热腑实证。患者平素无高血压病史，但考虑患者体格壮实，且有30年吸烟史，平素嗜食辛辣刺激，易酿湿化火，以致痰热互结，腑气不通，表现为胃脘部胀痛不适、便干、头晕头蒙、失眠。王新志教授尤为重视胃肠的通利，胃肠乃"第二大脑"，肠腑通畅，则诸症自消。故在方中加槟榔以通腑泄浊，同时加赤芍，一则清利肝经邪热，二则凉血祛瘀而不伤正。还应注重在不同时期正邪的强弱，后期邪退正弱，不忘加少量砂仁以理气健脾和胃，扶助正气。

2.精神分裂症

李某，女，28岁，河南平顶山人。初诊：2017年5月18日。

代主诉：间断乱语半个月，加重伴攻击他人2天。

现病史：患者为初产妇，产后3个月。半个月前与家人争吵后间断出现胡言乱语，性情急躁，遇劳及情绪受刺激时加重，休息及安静环境下缓解。给予安定、养血清脑颗粒未见明显缓解。2天前上述症状再发，且有骂人毁物之势。为求进一步系统治疗，遂来我院，门诊以"精神分裂症"为诊断收治入院。时症见精神错乱，胡言乱语，骂人毁物，口干口苦口臭，纳眠差，大便干结，小腹疼痛拒按，小便可。舌暗红，苔薄黄，脉弦数。

中医诊断：狂证（瘀热互结、腑气不利证）。

治法：清热化瘀，行气通腑。

处方：大柴胡汤加减。柴胡12g，黄芩15g，生白芍15g，清半夏12g，枳实10g，生姜3片，大枣3个，酒大黄10g（后下），郁金10g，丹参15g，六神曲15g。3剂，水煎服，日1剂，早晚2次分服。

二诊（2017年5月21日）：服药后胡言乱语症状缓解，情绪稳定，偶有骂人，喃喃自语，排出大量臭秽便，色暗黑，少腹已不痛，大便2日一行，守上方去大黄，加焦栀子10g，继服3剂，服法同前。同时给予针灸、心理暗示等疗法。

三诊（2017年5月24日）：家人诉未再胡言乱语，可与他人正常交流，情绪稳定如常人，二便正常，纳可，已能安然入睡。给予小柴胡颗粒善后调护。

随访半年，诸症未再出现。

【按语】患者情绪激动，骂人毁物为肝阳浮越于外之表现，大便干、口干口苦口臭皆为邪热熏蒸肝胆之象。故治疗以清热疏肝、行气通腑为主，方选大柴胡汤加减。临证时王新志教授特别注重气机的调畅，善于运用药物加心理疗法。同时考虑产妇长期卧床，气血运行不畅，易导致血瘀，故加丹参、郁金、焦栀子以化瘀凉血，清心疏肝。神曲有健脾消积之功，但在临床运用中有治疗精神分裂、抗癫痫之功效。

3.抑郁症

郑某，女，55岁，河南南阳人。初诊：2018年5月26日。

主诉：情绪低落半年。

现病史：患者为退休职工，近1年在家照看孙子。半年前无明显诱因出现情绪低落，记忆力下降，遇劳及情绪激动时加重，心烦意乱，当地医院诊断为神经官能症，给予营养神经、镇静安神等药物治疗，病情时好时坏，为求进一步治疗，遂来我院。时症见神志清，精神一般，情绪低落，烦躁易怒，下午易汗出，纳眠差，入睡困难，多梦易醒，大便干，小便可。舌质红，苔黄微腻，脉弦滑。

中医诊断：郁证（胆腑郁热证）。

治法：通腑泄热，解郁安神。

处方：大柴胡汤加减。柴胡12g，黄芩12g，生白芍15g，清半夏15g，枳实12g，生姜3片，大枣3个，酒大黄12，甘草10g，浮小麦30g。3剂，水煎服，日1剂，早晚2次分服。

二诊（2018年5月29日）：服药后烦躁症状缓解，纳可，睡眠较前改善，二便调。守上方加合欢皮12g，继服3剂，用法同上。

三诊（2018年6月5日）：情绪明显好转，睡眠正常，已不出汗，大便

2日一行，小便正常，纳眠可。效不更方，守上方7剂，以巩固疗效。

【按语】本医案患者为更年期女性，结合舌脉、二便，乃一派胆腑郁热之象，关键在于解郁通腑。情绪低落、烦躁不安为肝气郁滞的表现，便干为腑气不通之象，汗出、眠差易醒为血不养心所致，故治疗当通腑泄热、解郁安神。通腑的同时不忘养阴补血，方选大柴胡汤合甘麦大枣汤加减。大柴胡汤解少阳阳明之热，甘麦大枣汤养心安神。王新志教授在临证中善用甘麦大枣汤治疗情志病，疗效显著。

4. 顽固性头痛

李某，女，60岁，河南济源人。初诊：2019年8月10日。

主诉：间断左侧头痛10年。

现病史：患者10年前无明显诱因出现间断性左侧头痛，遇风、劳累及生气后加重，头痛呈跳痛，走窜至头顶，无头晕、恶心呕吐等不适，自诉口服头痛粉2包能自行缓解，药效过后头痛再发，后去医院积极治疗，经查头颅CT未见异常。给予扩张血管、改善循环等治疗后症状未明显缓解。时症见神志清，精神可，左侧头痛，有拘急感，口干口苦，大便干结，小便灼热，纳可，眠差。舌暗苔白，脉弦滑。

中医诊断：头痛（肝郁腑实证）。

治法：疏肝行气，通腑泄热。

处方：大柴胡汤加减。柴胡12g，大黄9g，枳实15g，黄芩10g，清半夏12g，车前子10g，延胡索12g，川楝子9g，生姜3片，大枣3个。3剂，水煎服，日1剂，早晚2次分服。

二诊（2019年8月13日）：头部拘急感缓解，头痛较前改善，已不需要服用头痛粉，能安然入睡，夜间出汗多，守上方加柏子仁12g以养心安神。3剂，水煎服，日1剂，早晚2次分服。

三诊（2019年8月16日）：未诉头痛，自觉神清气爽，大便正常，日1次，小便清长，舌淡苔薄白，脉弦。守上方减大黄，14剂，巩固疗效。

【按语】本医案患者以头痛为主诉，且为一侧头痛，从六经辨证为少阳经，病程长达10年，情志刺激后加重，病久肝郁化火，结合口干口苦、大便干结，辨证为阳明经证。"阳明之为病，胃家实是也""少阳之为病，口苦咽干目眩也"，有柴胡证，但见一证便是，不必悉具。故给予和解少阳阳明之邪的大柴胡汤加减。同时配合金铃子散以疏肝泄热止痛，另加车前子淡渗利湿、导热下行。气机调畅，邪有出路，则头痛自消。

5. 疱疹后神经痛

郑某，女，71岁，河南郑州人。初诊：2018年3月9日。

主诉：颈项部灼痛20天。

现病史：20天前患者颈项部开始灼痛，皮肤红斑，当天夜晚即见红斑处水疱集簇成群，带状分布，灼痛加剧，心烦易怒，曾用加巴喷丁、红光治疗，疼痛无明显改善。时症见颈项部灼痛，口渴，口苦咽干，纳眠可，便秘，小便黄，舌质红，苔黄厚腻，脉滑数。

中医诊断：痹证（胆热腑实证）。

治法：清肝利胆，通腑泄热。

处方：龙胆泻肝汤加减。龙胆草12g，柴胡12g，泽泻10g，大黄9g，醋延胡索30g，升麻15g，车前子15g，生地黄10g，甘草10g，当归10g，黄芩12g，炒川楝子12g。7剂，水煎服，每日1剂，早晚2次分服。

二诊（2018年3月16日）：小部分水疱结痂脱落，灼痛较前减轻，红斑颜色变淡，大便已通，小便清长，仍有口苦口干。效不更方，7剂，观察病情变化。

三诊（2018年3月23日）：大水疱结痂脱落，灼痛明显减轻，红斑颜色淡去，嘱其巩固疗效，守上方，再进5剂。半个月后随访，未再复发。

【按语】本医案为疱疹后神经痛，疾病缠绵难愈，中医多以湿热、痰瘀为主，但不排除有胆腑郁热之腑实证，结合口苦咽干、口渴、便秘、小便黄、舌质红、苔黄厚腻、脉滑数等症状，辨证为胆腑郁热证，治疗当先通腑泄热，同时因本病多为肝经病变，疼痛因火热之邪游窜全身，故在通腑的同时兼用理气化瘀药，故方选龙胆泻肝汤加减。酌加大黄，一则增强通腑之功，二则化瘀止疼；川楝子疏肝泄热，行气止痛。现代诸多研究证实，龙胆泻肝汤及芍药甘草汤对带状疱疹后遗神经痛、三叉神经痛都有很好的疗效。临证中对于有湿热或灼痛明显的患者，王新志教授亦常用三草汤（龙胆草、夏枯草、车前草）治疗，屡获奇效。

6. 血管性头痛伴失眠

赵某，女，27岁，河南信阳人。初诊：2018年9月15日。

主诉：间断性头痛2年，加重伴失眠1周。

现病史：患者2年前无明显诱因出现左侧颞部近太阳穴处搏击样疼痛，

无眩晕、恶心呕吐等不适，未治疗，疼痛时轻时重。1周前因过劳和生闷气后疼痛再发，时症见左侧颞部疼痛，恶心，烦躁，乳房胀痛，纳差，夜眠不安，排便不畅，小便正常。舌红，苔薄黄，脉弦数。

中医诊断：头痛（胆腑郁热证）。

治法：疏肝利胆，通腑泄热。

处方：大柴胡汤加减。柴胡12g，清半夏15g，党参12g，炙甘草6g，黄芩12g，牡丹皮10g，焦栀子10g，大黄6g，生姜3片，大枣6个。3剂，日1剂，早晚2次分服。

二诊：患者头痛减轻，未诉乳房胀痛，大便通畅，仍失眠，守上方加夏枯草10g，夜交藤15g。3剂，日1剂，早晚分2次温服。

三诊：头痛消失，睡眠质量好，给予逍遥丸以疏肝解郁，调畅情志。

【按语】本案为偏头痛并发失眠，病情反复发作，疼痛为一侧，归属于少阳经。心烦、夜眠不安、乳房胀痛为肝郁气滞化火之表现，结合舌脉及二便情况，辨证为胆腑郁热证，故给予大柴胡汤和解少阳，运转枢机，通腑泄热。外加牡丹皮、焦栀子以清热凉血，除烦安眠。三诊时诸症消失，但考虑患者长期肝郁，故给予逍遥丸以善后。

第四节　温阳通腑法医案

一、代表方剂——济川煎

济川煎出自《景岳全书》，"若察其元气已虚，既不可泻而下焦胀闭，又通不宜缓者，但用济川煎主之，则无有不达"。具体药物组成：当归15g，牛膝15g，肉苁蓉30g，泽泻12g，升麻12g，炒枳壳12g。肾开窍于耳及二阴，主司二便，肾阳虚衰，则下焦不温，气化无力；肾摄纳开阖失司，故小便清而大便秘结不通。针对肾阳不足的患者，气化无权，无法将津液输布周身，肠道失去濡润致使其传导不利而大便秘结，而济川煎具有温肾益精、润肠通便之功。方中泽泻渗利小便而泄肾浊，妙用升麻以升清阳，清阳升则浊阴自降，全方补中有泻、降中有升，具有"寓通于补之中，寄降于升之内"的特点。临证可见大便秘结，小便清长，腰膝酸软，头目眩晕，舌淡苔白，脉沉迟等表现。王新志教授临证时高度重视人体阳气的恢复，万物生长靠太阳，人体也不例外。阳气有心阳、肝阳、肾阳等之分，但以肾阳尤为关键。肾阳充足，则全身其他脏腑气血流畅，百病不生。王新志教授临床还善于运用桂附地黄丸加减治疗郁证、眩晕、失眠等病。桂附地黄丸是六味地黄丸加附子、桂枝而成，若见肾阳不足，表现为腰酸背痛、怕冷汗出、大便不通等症，可选用本方温补肾阳，补肾通腑。

二、典型医案

1. 缺血性中风

杨某，女，55岁，河南南阳人。初诊：2017年8月10日。

主诉：右侧肢体活动不遂，伴言语含混不清15天。

现病史：患者15天前晨起后发现右侧肢体活动不利，同时言语含混不清，于当地医院查头颅核磁示左侧基底节区梗死灶。予阿司匹林肠溶片抗血小板聚集，阿托伐他汀钙片降脂稳定斑块，红花、血栓通注射液活血化瘀等治疗，病情未见缓解，遂至我院就诊。既往有高血压、糖尿病病史。时症见右侧肢体活动不利，肌力2级，言语謇涩，面色晦暗，手足不温，腹痛，腰痛，痰涎较多，大便5日一行。舌暗苔白，脉沉弦而迟。

中医诊断：缺血性中风恢复期（痰瘀腑实证）。

治法：温阳通腑，化痰行瘀。

处方：济川煎加减。当归15g，牛膝15g，肉苁蓉30g，泽泻12g，升麻12g，炒枳壳12g，桂枝12g，石菖蒲15g，远志15g。3剂，水煎服，每日1剂，早晚2次分服。

二诊（2017年8月13日）：腹痛、腰痛减轻，痰涎明显减少，大便已行2次，舌质暗，苔白，脉弦。守方加炒白术15g，7剂，水煎服，早晚分2次温服。

三诊（2017年8月20日）：肌力2级，语言略感謇涩，纳眠可，大便日行1次，无干结，小便正常，舌质稍暗，苔薄，脉弦。继以健脾补肾、填精益髓治之，方用附子理中丸加减善后。

【按语】患者阳气不足，寒从中生，久成寒积，阻于肠道，可致升降之气机痞塞，胃肠失于传导，糟粕不行而成冷秘。临床以里寒积滞、便秘、腹痛肢冷为主要症状。只有温里通腑法才能祛其寒实积滞。脾阳不足，寒积内结，为正虚邪实，单纯温补则积滞不去，单纯泻下则更伤脾阳，应于泻下之中辅以温补。

2.眩晕

张某，男，65岁，河南郑州人。初诊：2018年5月24日。

主诉：间断性头晕2年，加重伴乏力2天。

现病史：患者2年前晨跑后出现间断性头晕，耳鸣如蝉，乏力懒言，于当地医院进行中西医结合治疗（改善循环，活血化瘀等），症状未见明显缓解，后自行服用养血清脑颗粒、盐酸地芬尼多片等药，病情时好时坏。既往有脑梗死病史3年，遗留左侧肢体活动不利。2天前眩晕再发，周身乏力，干呕，为求进一步系统治疗，来我院就诊。时症见神志清，精神可，头晕干呕，语涩流涎，左侧肢体活动不遂，怕冷，纳一般，眠差，大便不下，小便可。舌暗有齿痕，苔白腻，脉沉细，左尺部明显。

中医诊断：眩晕（风痰阻窍、肾阳亏虚证）。

治法：温肾益精，通腑降浊。

处方：济川煎加减。当归15g，怀牛膝15g，肉苁蓉30g，泽泻12g，升麻12g，炒枳壳12g，黄芪30g，石菖蒲15g，远志15g，熟地黄30g，胆南星12g。3剂，水煎服，日1剂，早晚2次分服。

二诊（2018年5月27日）：服药后大便偏稀，头晕干呕等症状较前好转，饮食尚可，守上方，肉苁蓉改为15g。7剂，用法如前，继观。

三诊（2018年6月3日）：头晕干呕、耳鸣基本消失，自感全身有力，纳眠可，大便日1次，小便可，脉缓有力。继续以温肾填精法治疗，方用金匮肾气丸善后。

【按语】患者怕冷、大便不下、耳鸣、头晕、脉沉细皆为肾阳亏虚之象，《灵枢·海论》曰："髓海不足，则脑转耳鸣，胫酸眩冒，目无所见，懈怠安卧。"肾气亏虚，气化失司，津液失布，则湿聚成痰，痰浊上扰清窍，清窍失养，发为眩晕。本案眩晕的发生，肾虚浊阻、腑气不通为基本病机，需选用济川煎加减以温肾益精，通腑泄浊，待腑气通利后以填肾补精为治法调后。

3.闭经

李某，女，32岁。初诊：2018年4月30日。

主诉：停经2年余。

现病史：患者2年前去海边游玩后出现月经停至，曾去多家医院诊治，给予黄体酮、桂枝茯苓丸、归脾丸等药物治疗后，月经仍未来，经检查已排除怀孕、器质性病变。既往有人工流产术后出血病史。为进一步诊治，遂来我院。时症见神志清，精神一般，面色晦暗，头晕耳鸣，腰背酸痛，懒言少动，闭经，大便不爽，小便清长，纳眠可。舌质暗，苔薄白，脉弦涩。

中医诊断：闭经（肾气不足、冲任失调证）。

治法：温肾益精，调理冲任。

处方：济川煎加减。当归15g，怀牛膝30g，肉苁蓉30g，泽泻10g，升麻12g，炒枳壳12g，熟地黄30g，丹参20g，炙甘草6g，淫羊藿15g，仙茅15g。3剂，水煎服，日1剂，早晚2次分服。

二诊（2018年5月2日）：患者精神较前好转，大便通畅，腰痛稍减轻，月经仍未至，嘱其坚持服药。守上方去肉苁蓉，7剂，观察病情变化。

三诊（2018年5月9日）：月经至，颜色暗红，未诉腹痛，头晕耳鸣等症状消失，舌质暗红，苔薄，脉弦。守上方7剂，配以理中丸善后。

【按语】患者既往有人工流产术后出血病史，术后气血亏虚，元气大伤，后遇水湿，则冲任失调，月经闭止。其间给予健脾活血等药物未显效，显然方向不对，不对证。后给予温肾益精之济川煎合二仙汤加减，以加强温肾助阳调经之功，调补冲任之源，源泉盛则经水流畅。方中妙用升麻，意在升清阳，清阳升则浊阴自降，亦能加强逐瘀通经之功。

4. 出血性中风

王某，男，65岁，河南中牟县人。初诊：2013年9月20日。

主诉：左侧肢体活动无力3小时。

现病史：家属代述患者于3小时前下床时突然昏仆，不省人事，左侧肢体偏瘫，肢体松懈，四肢逆冷，面白唇暗，喉中痰鸣，腹部胀满，呕恶时作，小便失禁，大便闭，舌质暗淡，苔白腻，脉细弱。查体：神志不清，右边侧瞳孔缩小，对光反射迟钝，颈强直，左侧肢体肌力0级，双侧巴宾斯基征阳性。头颅CT示右侧内囊出血。

中医诊断：出血性中风中脏腑（痰湿蒙窍、阳虚腑实证）。

治法：温阳通腑，化痰开窍。

处方：济川煎加减。当归12g，牛膝20g，肉苁蓉15g，生大黄20g，干姜6g，厚朴10g，炒白术15g，生甘草6g，石菖蒲15g，胆南星12g。2剂，水煎服，早晚2次分服。

二诊（2013年9月22日）：连服2剂，解大便5次，为秽浊稀水便，腑气得畅，神志转清，诸症明显好转。效不更方，守上方减大黄，继续服10剂。

【按语】 脑为元神之府，而心主神明，与小肠相表里，故脑与胃肠具有密切的关系。在中风发生过程中主要表现为一闭俱闭，一通俱通。王新志教授认为在中风急性期及时采用通腑泻下法，能够有效清除痰、热、瘀、毒等病邪，开通肠胃、醒脑开窍，该法可以作为治疗中风的常法之一，在中风急性期治疗中尤为重要。只要未见厥脱极虚之象，无论大便是否秘结，均强调及早辨证运用通腑法。肠胃通畅，邪有出路，疾病才有转机。

5.郁证

蔡某，女，85岁，河南鲁山人。初诊：2016年11月15日。

主诉：情绪低落3个月，加重伴纳呆、腹胀1周。

现病史：3个月前患者突然出现头晕、恶心、呕吐、右侧肢体无力，前来我院就诊，查头颅DWI示新鲜脑梗死。治疗后好转出院，未遗留明显后遗症。出院后患者家属发现其情绪低落，头昏沉，疲乏无力，对周围事物丧失兴趣，静卧不烦，嗜睡，他处治疗乏效。1周前患者上述症状加重，且食欲减退，腹胀，特来门诊就诊。既往有高血压、糖尿病病史。时症见情绪低落，乏力懒言，愉快感丧失，静卧不烦，嗜睡，纳呆，腹胀，小便正常，解大便无力。舌质淡，苔薄，脉沉细。

中医诊断：郁证（阳虚气郁证）。

治法：温补肾阳，疏肝解郁。

处方：济川煎加减。当归15g，牛膝15g，肉苁蓉30g，泽泻12g，生大黄20g，干姜6g，香附12g，厚朴15g，炒麦芽30g，桂枝12g。3剂，水煎服，日1剂，早晚2次分服。

二诊（2016年11月18日）：诉疲乏无力感有所好转，食欲好转，大便通畅。守上方减大黄，桂枝加至15g，3剂，观察病情变化。

三诊（2016年11月21日）：情绪低落及疲乏无力明显好转，食欲基本恢复正常。守方再服7剂,以巩固疗效。

1个月后随访,上述症状基本消失。

【按语】王新志教授基于《内经》"阳主动,阴主静"及"阳气者,精则养神,柔则养筋"等理论,结合自己多年的临床实践,提出了温阳解郁治疗郁证的方法,取得良好的疗效,拓宽了中医治疗郁证的思路。结合本案,据患者情绪低落、静卧不烦、解大便无力、舌淡、脉沉细等表现,辨证为阳虚气郁,治疗当以温阳通腑,行气解郁。腑气通利,继以解郁之品善后。

6.多发性硬化

孙某,男,79岁,河南焦作人。初诊:2017年9月19日。

主诉:双下肢麻木无力1年,加重伴排尿困难1周。

现病史:患者1年前无明显诱因出现双下肢麻木无力,无头晕、头痛、视物模糊、言语不利等不适,曾于当地医院检查未见明显异常,给予营养神经及改善循环药物后症状未见明显缓解。其间辗转多次入院治疗,病情时轻时重。半年前于郑州某医院行腰椎穿刺等相关检查,诊断为多发性硬化,给予激素冲击治疗,病情稍缓解,停药后病情逐渐加重。1周前双下肢麻木无力再发加重,伴排尿困难,遂来我院就诊,门诊诊断为多发性硬化。时症见神志清,精神可,双下肢麻木无力,行走困难,腰部酸困冷痛,排尿困难,大便溏结不调,排便无力,纳眠差。舌暗红,舌体胖大,苔薄白,脉细弱。

中医诊断:痿证(肾阳虚弱、腑气不通证)。

治法:温补肾阳,通腑泄浊。

处方:济川煎加减。当归12g,牛膝15g,泽泻12g,生大黄12g,干姜6g,仙茅15g,淫羊藿15g,升麻12g,枳壳10g,黄芪30g。3剂,水煎服,日1剂,早晚2次分服。

二诊(2017年9月22日):大便成形,排便顺畅,双下肢麻木较前好转,仍怕冷,守上方减大黄,加桂枝10g以温阳化气,7剂,密切观察病情变化。

三诊(2017年9月29日):双下肢麻木无力较前明显好转,可自己单独行走,排尿正常,出院给予桂附地黄丸巩固治疗。

【按语】患者以双下肢麻木无力为主诉入院,经检查诊断为多发性硬化。给予西医激素治疗未见明显缓解。根据腰酸冷痛、乏力、双下肢麻木无力辨证为肾阳虚弱，但结合大便溏、排便无力及舌脉情况，治疗当以温补肾阳、行气通腑，方选济川煎加减。待腑气通利后，减通腑药，加用温阳化气药，调动全身阳气，防止中病伤阳。

第五节 化瘀通腑法医案

一、代表方剂——大黄牡丹汤

大黄牡丹汤出自《金匮要略》，"肠痈者，少腹肿痞，按之即痛如淋，小便自调，时时发热，自汗出，复恶寒。其脉迟紧者，脓未成，可下之，当有血；脉洪数者，脓已成，不可下也，大黄牡丹汤主之"。大黄牡丹汤是治疗湿热瘀滞之肠痈初起的专用方。具体药物组成：大黄10g，牡丹皮12g，桃仁12g，冬瓜子30g，芒硝6g。《金匮要略今释》言："盲肠阑尾之炎，当其发炎而脓未成之际，服本方则炎性渗出物随下，其状亦似脓。"又说："有脓当下者，盖指此。非谓脓成之证亦可用本方也。脓成与否，为本方与薏苡附子败酱散之界画，不容假借。其证候，在肿痛处之痞硬与濡软，在寒热与无热，在脉之迟紧与数，学者详焉。"《千金方衍义》曰："大黄下瘀血血闭，牡丹治瘀血留舍，芒消治五脏积热，涤去蓄结，推成致新之功，较大黄尤锐，桃仁治疝瘕邪气，下瘀血血闭之功，亦与大黄不异，甜瓜瓣，《别录》治腹内结聚，戒溃脓血，专于开痰利气，为内痈脉迟紧未成脓之专药。"王新志教授在临证中善用此方，尤为重视冬瓜子的用量，一般用至30g，《本草述钩元》记载冬瓜子"主腹内结聚，破溃脓血，凡肠胃内壅，最为要药"。临证中王新志教授根据痰瘀阻滞不通之特点，灵活运用大黄牡丹汤、血府逐瘀汤、桃核承气汤治疗前列腺炎、舞蹈病、病毒性脑炎等内科常见疾病。若见瘀血滞留胸中，表现为胸不任物、失眠多梦、头晕头痛者，可选用血府逐瘀汤加减以宽胸化瘀止痛；若见痰热互结之下焦蓄血证，表现为腹痛、便秘、狂躁谵语者，可选用桃核承气汤以逐瘀通腑泄热。

二、典型医案

1. 神经源性膀胱

王某，35岁，货车司机，河南周口人。初诊：2018年3月15日。

主诉：间断不自主排尿4年，加重1天。

现病史：患者5年前无明显诱因出现肢体麻木，经检查未见明显异常，不影响日常工作，4年前出现不自主排尿，因职业性质，不能大量饮水。经医院直肠指诊、腹部超声及神经肌电图检查确诊为神经源性膀胱。自行口服左氧氟沙星胶囊、八正散颗粒等药，尿频尿急症状时好时坏，患者为此非常苦恼。后当地中医给予清利湿热、化瘀通淋、温阳化气等纯中药治疗，病情亦未见明显好转。后邻市医院某名老中医以肾虚论治，服六味地黄丸、肾宝片半月余，其症未减。1天前不自主排尿加重，小便时涩痛，色微黄，小腹灼痛。遂来我院，门诊以"神经源性膀胱"为诊断。时症见神志清，精神可，体格壮实，不自主排尿，小腹胀痛，口干口苦口黏，纳可，眠差，大便干结，小便可。舌尖暗红，舌下脉络迂曲，苔黄厚腻，脉弦数有力。

中医诊断：淋证（湿热瘀滞证）。

治法：清热利湿，活血化瘀。

处方：大黄牡丹汤加减。大黄10g，牡丹皮12g，冬瓜子30g，桃仁12g，芒硝6g，车前子15g，赤芍12g，黄柏9g。2剂，水煎服，日1剂，早晚2次分服。

二诊（2018年3月17日）：可自主控制排尿，仍有尿痛，大便顺畅，日1次。守上方去芒硝，加薏苡仁30g以增强除湿通痹之功。7剂，水煎服，日1剂。

三诊（2018年3月24日）：不自主排尿基本消失，余诸症悉除。继服上方10剂，以巩固疗效。

【按语】观患者体态丰腴，身强力壮。舌尖红、舌下脉络曲张、苔黄厚腻乃一派湿热瘀结之象，表现为不自主排尿，排尿时涩痛，小腹胀痛，纳差，喜肥甘、饮酒，口苦口干口黏，大便秘结不通，脉弦数有力。患者平素嗜食肥甘厚味，加之职业性质，饮食、休息不规律，皆助湿生热。初见湿热下注，久则入络。治疗不当，乃致瘀血、湿热蕴结下焦，即热结膀胱。治疗当以清泄湿热、活血化瘀为宜。王新志教授在本案中妙用黄柏，一则清利下焦湿热，二则泻火坚阴。

2. 病毒性脑炎

赵某，男，45岁，农民。初诊：2019年9月10日。

主诉：阵发性头痛1个月，加重2天。

现病史：患者1个月前因受惊吓后出现阵发性头痛，以左侧太阳穴为主，未重视。2周前因外出游玩受凉后发热，体温38.5℃，头痛加重，并出现项背强直、烦躁不安、胡言乱语、骂人毁物，家人不敢靠近患者。于某省会三甲医院住院治疗，行头颅CT及MRA检查，未见明显异常，后根据脑脊液常规检查诊断为病毒性脑炎。给予镇静、抗病毒治疗后，体温降至37.8℃，头痛及烦躁症状未减。2天后头痛再发，家属要求转至我院行中西医结合治疗，门诊以"病毒性脑炎"收入我科。时症见神志清，精神差，头痛发热，面部潮红，独语，纳少，眠差，大便未行，腹胀如鼓，小便可。舌暗红，苔黄，脉弦数。

中医诊断：温毒（邪毒炽盛、瘀热腑实证）。

治法：清热解毒，通腑化瘀。

处方：大黄牡丹汤加减。大黄30g，牡丹皮12g，冬瓜子30g，桃仁12g，芒硝6g，玄参15g，麦冬15g，甘草9g，生地黄60g，郁金12g。2剂，水煎服，日1剂，早晚2次分服。

二诊（2019年9月12日）：1剂大便未行，2剂后排出臭秽大便，头痛减轻，体温已降至正常，守上方去大黄、芒硝，生地黄改为100g，3剂继服。

三诊（2019年9月15日）：患者已无发热、头痛，精神较入院时明显好转，不需要镇静药即能安眠入睡，二便调。患者病情稳定后出院，守上方14剂，以巩固疗效。

【按语】患者头痛、发热，当为外邪入侵，但头痛发热反复出现，给予治疗后未见明显好转，可将其归属为温病范畴，不属于头痛范畴。患者平素体质好，感受外邪后虽然出现肺卫症状，但后期见项背强直、烦躁、胡言乱语等表现，此时病邪已由卫入营，发病迅速，病情变化较快。毒邪可伤阴耗气，此时不能只局限于清热解毒，还要养阴生津，故在本案中加入麦冬、玄参等养阴生津之品，养阴而不滋腻。患者久病入络，加之家人照顾不周,不免气瘀互结,故王新志教授在本案中灵活运用生地黄以凉血祛瘀,郁金活血解郁,两药的运用当为点睛之笔。

3.顽固性失眠

宋某,25岁,学生,河南商丘人。初诊:2017年10月25日。

主诉:间断失眠伴头蒙2年。

现病史:2年前因备考研究生入学考试出现间断性失眠,夜不能寐,勉强入睡2小时,早醒,头部昏蒙不清,记忆力下降,严重影响学习。于当地医院就诊,给予养血清脑颗粒、乌灵胶囊口服,效不佳。后来我院就诊,时症见神志清,精神可,头昏蒙不清,夜眠不安,腹痛乏力,口干口苦,易汗出,心慌,大便干,小便可。舌暗红,苔黄,脉弦涩。

中医诊断:不寐(瘀热阻滞证)。

治法:通腑泄热,化痰行瘀。

处方:大黄牡丹汤加减。大黄25g,牡丹皮12g,桃仁12g,当归12g,赤芍15g,川芎12g,柴胡12g,炒枳壳12g,炙甘草6g,牛膝30g。3剂,水煎服,日1剂,早晚2次分服。

二诊(2017年10月28日):服用2剂后,自诉无心烦,睡眠正常,头脑清楚,腹痛乏力消失,3剂后大便通畅,守方去大黄,加浮小麦30g,7剂以巩固疗效。

三诊(2017年11月4日):已不出汗,未诉心慌,口干苦消退。

【按语】患者以失眠为主诉,整日复习功课,劳力劳心,暗耗心血,心血亏虚,血不养心,加之繁重的学习任务,不免枯燥无味,引发情志不畅,产生焦虑情绪,郁而化火生热,血脉瘀滞不通。瘀血与痰热共患,发为本病,治疗当清热化痰、活血祛瘀。方选大黄牡丹汤加减。二诊后考虑苦寒太过,骤伤心阳,给予浮小麦以养心阴、温心阳。仅用药3剂,多年失眠即愈。本案提示我们,临床中久病顽疾是否可以从瘀血论治,具体情况还要具体分析。

4.出血性中风

王某,女,62岁,河南潢川人。初诊:2019年11月19日。

主诉:右侧肢体活动不利伴言语不清1周。

现病史:患者1周前做饭时突然出现右侧肢体活动不利,言语不清,意识昏蒙,急诊送至当地医院,查CT示左侧基底节出血。给予甘露醇降颅压，醒脑静注射液开窍醒神，病情稍缓解，但仍嗜睡。后经人介绍转至我科，时症见嗜睡，右侧肢体活动不利，言语不清，纳眠可，大便5日未行，小便可。舌质红，苔黄腻，脉弦数有力。

中医诊断：中风之中脏腑（痰热腑实证）。

治法：活血化瘀，通腑泄热。

处方：桃核承气汤加减。桃仁12g，甘草9g，芒硝6g（冲），大黄12g，桂枝9g，牛膝30g，生地黄30g。2剂，水煎服，日1剂，早晚2次分服。

二诊（2019年11月21日）：1剂后大便未行，2剂后大便通利，排出黑色糊状便。守上方减芒硝，继服7剂，观察病情变化。

三诊（2019年11月28日）：神志清，精神可，肢体活动、言语功能较前明显好转，给予中风星蒌通腑胶囊善后。

【按语】患者头颅CT示脑出血，王新志教授认为离经之血便是瘀，故从瘀血论治。结合舌脉、二便等情况，考虑为瘀热互结，故予桃核承气汤以化瘀通腑、活血泄热。方中大黄、芒硝化瘀凉血、软坚润燥，桃仁活血通络，牛膝引药下行，生地黄清热凉血，桂枝化气通络，甘草调和药性，全方配伍共奏凉血通腑、逐瘀散结之功。王新志教授在临证中大胆运用活血化瘀之品治疗脑出血，但应注意用量及时机，因时、因地、因人制宜。

第六节　滋阴通腑法医案

一、代表方剂——增液承气汤

增液承气汤出自吴鞠通《温病条辨》，为中医经典古方。该方在《伤寒论》中承气汤的基础上加减而成。吴鞠通根据温邪化燥伤阴的特点，在理法方药上对承气汤的临床运用加以完善和补充，创立5个承气汤方剂，分别为新加黄龙汤、宣白承气汤、导赤承气汤、牛黄承气汤、增液承气汤。"阳明温病，下之不通，其证有五……津液不足，无水舟停者，间断增液，再不下者，增液承气汤主之"。增液承气汤由玄参、麦冬、生地黄、大黄、芒硝五味药物组成，用于阳明腑实兼津液亏虚之便秘。因其阳明大热，津液枯燥，水不足以行舟，以致粪结不下。初给予增液汤，则大便自下，不曾想脏躁太甚，则予增液承气汤和调胃承气汤，缓缓与之。本方具有"增水行舟"之功用，故名"增液承气汤"，具有滋阴增液、泄热通便之功效。除此之外，王新志教授临证中善用生脉散、封髓丹、黄连阿胶汤、芍药甘草汤等方治疗颤证、痉病、中风、眩晕、郁证等疾病。若见气阴两虚偏于中焦者，表现为心慌胸闷、气短乏力、舌红少苔、便干者，可选用生脉散加减以益气养阴；若见气阴两虚偏于三焦，以肾为主，表现为腰膝酸软、失眠多梦、五心烦热、口干舌燥者，选用封髓丹以泻火坚阴、封髓固精；若见津液不足、筋脉失养，表现为胃痛、腹痛、肢体拘急不舒者，可选用芍药甘草汤以滋阴养血，柔肝止痛。

二、典型医案

1. 出血性中风

曹某，男，69岁，河南省汝州市人。初诊：2010年5月2日。

主诉：右侧肢体半身不遂，伴舌强不语3天。

现病史：患者3天前无明显诱因出现右侧肢体半身不遂，舌强语謇，至本院入院治疗。查体：神志清，双瞳孔等大等圆，对光反射灵敏，颈软，伸舌偏右，右侧上下肢肌力均为1级，巴宾斯基征阳性。血压136/85mmHg，头颅CT示左侧基底节区脑梗死。既往脑动脉硬化病史5年。时症见右半身不遂伴麻木，舌强语謇，头晕，耳鸣，烦躁，眠差，手足心热，大便秘结。舌质红绛少苔，脉弦细。

中医诊断：缺血性中风急性期（阴虚腑实证）。

治法：滋阴增液，通腑泄热。

处方：增液承气汤加减。大黄15g，芒硝6g（冲服），玄参30g，麦芽15g，生地黄30g，龟甲20g，天冬15g，白芍15g，地龙10g，钩藤20g，夜交藤20g，炙甘草6g。2剂，水煎服，日1剂，早晚2次分服。

二诊（2010年5月4日）：患者大便4次，量不多，仍有干结块，守上方加芦荟2g，3剂。

三诊（2010年5月7日）：患者3天大便5次，量较多，质软，患肢肌力明显好转，语言较前清楚，头晕、失眠消失。改用六味地黄丸合补阳还五汤化裁，治疗半月余，好转出院。

【按语】缺血性中风超早期病机演化的关键为脑脉闭阻，但过了超早期，脑髓失养既为病机之本，亦是病机演化的关键，扶正护脑当是治疗的关键。该患者病至第3日，病机关键在于肾水虚而脑髓受损，所以治疗上予以大剂生地黄、龟甲、天冬养阴补肾，填髓治本；待病已传变，累及母脏，大肠燥金传导不利，腑气不通，郁热内生，燥扰不宁，如果郁热不除则会加重对肾水的消耗，所以又当以急下存阴，故治以滋阴增液、通腑泄热。该病案充分体现了王新志教授对缺血性中风病机演化的动态观和辨证论治的整体观，也是通腑法应用的典型案例。王新志教授强调中风病尤当顾护腑气通畅，但见腑气不通就当急下护阴。

2.帕金森病

崔某，男，52岁，河南驻马店人。初诊：2019年10月15日。

主诉：双手不自主震颤3年。

现病史：3年前患者无明显诱因出现不自主震颤，吃饭不能正常使用筷子，不能书写文字，严重影响生活、工作、学习，生活不能完全自理。经中西医治疗（具体不详）后，病情时好时坏。查头颅MRI、MRA及肌电图未见明显异常。来我院就诊，门诊诊断为颤证，时症见神志清，精神可，双手不自主震颤，头晕乏力，间断汗出，纳可，眠差，大便干结，小便黄。舌质暗有瘀点，舌根部苔白腻微黄，脉弦细。

中医诊断：颤证（阴虚腑实证）。

治法：养阴增液，化瘀通腑。

处方：增液承气汤加减。大黄15g，玄参30g，生地黄30g，瓜蒌30g，人参10g，麦冬15g，五味子12g，合欢皮20g，胆南星12g，丹参15g。3剂，水煎服，日1剂，早晚2次分服。

二诊（2019年10月18日）：大便通畅，部分生活可以自理，守上方减大黄至6g，生地黄加至50g，继服7剂，观察病情变化。

三诊（2019年10月25日）：震颤较入院已明显好转，能简单书写文字，纳眠可，二便调，舌红苔薄黄，脉弦。守上方14剂，以巩固疗效。

【按语】患者年过半百，阴气自半，气阴两虚，气虚不能推动血液运行则血瘀；阴不足则生内热，肝风煽动，进而瘀、虚、热互结，肝风内动，筋脉失濡养，发为震颤。瘀热上扰清窍，发为眩晕、汗出。本病本在气阴不足，标在痰热瘀，故应标本兼治。以增液承气汤合生脉散滋阴益气通腑，胆南星、瓜蒌清热化痰，丹参、合欢皮化瘀解郁安神，全方共奏益气养阴、化瘀通腑之妙。

3.失眠

王某，女，60岁，河南许昌人。初诊：2019年10月28日。

主诉：间断失眠5年。

现病史：患者5年前无明显诱因出现间断性失眠，最多能睡2小时，夜间烦躁不安，阵发性汗出，耳鸣乏力，腰部酸困，无眩晕、恶心呕吐等不适，间断给予小柴胡颗粒、艾司唑仑片，起始有效，后再服用无效。时症见失眠乏力，耳鸣腰痛，腹胀腹痛，纳可，入睡困难，多梦易醒，大便干结，用开塞露大便下，小便可。舌红，苔黄微腻，脉细弱。

中医诊断：不寐（阴虚腑实证）。

治法：滋阴通腑，养血安神。

处方：增液承气汤加减。大黄15g，生地黄30g，玄参15g，黄芩12g，黄柏12g，砂仁6g，甘草30g，柴胡10g，焦栀子12g，牡丹皮12g。3剂，水煎服，日1剂，早晚2次分服。

二诊（2019年10月31日）：夜晚能睡5小时左右，汗出减少，大便通利，仍有耳鸣、腰痛，守上方去大黄，加龟甲10g以增加滋阴补肾之功，继服7剂。

三诊（2019年11月7日）：睡眠明显改善，已能入睡7小时，晨起精力充沛，已无腰痛、腹胀、耳鸣等症，守上方10剂，以巩固疗效。

【按语】患者为六旬女性，阵发性汗出、耳鸣乏力、腰部酸困、舌红、脉细弱、大便干等一派阴虚内热之象，且为肾阴亏虚，阴液亏虚不能潜藏阳气，表现为睡眠不安。故治以滋阴通腑泄热，方用增液承气汤加减。女子以肝为先天，肝主藏血，病久肝气郁而化火，牡丹皮与焦栀子、柴胡与黄芩为药对，分别具有清肝凉血、疏泄肝胆的功效。大黄通腑泄热，酌加玄参以防过泻伤阴之弊。黄柏、砂仁、甘草共为封髓丹，为王新志教授常用药物，亦可用于治疗神经性耳鸣、抽动症等疾病，但选用本方时需把握核心病机，辨识阴阳。

4.更年期失眠

王某，女，55岁，初诊：2013年11月12日。

主诉：失眠多梦3年余，加重数月。

现病史：患者3年前出现失眠多梦，数月前加重，面色暗黄，多发黄褐斑，时常手足心汗多，心烦易怒，夜间睡眠最长2小时，醒后辗转难以入睡。2013年5月开始服用阿普唑仑片（0.4mg，日1次），服用后睡眠稍有改善，但心烦、多汗未见好转，考虑其不良作用，遂自行停药后求助于中医治疗。时症见失眠多梦，心中烦乱，口干渴，大便干结，小便灼热有气味。舌红少苔，脉弦细。

中医诊断：不寐（阴虚火旺证）。

治法：滋阴通腑，养血安神。

处方：增液承气汤加减。大黄12g，生地黄50g，玄参15g，夜交藤30g，黄连6g，黄芩12g，白芍10g，阿胶15g（烊化），百合30g。3剂，水煎服，日1剂，早晚2次分服。

二诊（2013年11月15日）：诉睡眠时间较前延长，但多梦多汗未见好转，大便通利，守上方，加煅龙骨、煅牡蛎各30g，继服7剂。

三诊（2013年11月22日）：诉睡眠好转，仍有心烦，容易发脾气，症见失眠多梦，纳差，心烦时有心悸，手足心汗多，二便正常，舌红苔黄，脉弦细数。守上方加合欢花30g，并给予心理疏导，继服10剂。

【按语】失眠可分心脾两虚、阴虚、肝阳上亢、心肾不交等多型，该患者诊断为更年期失眠，结合大便干、口干渴、舌红少苔、脉弦细等一派阴虚内热之象，治以滋阴通腑、交通心肾，方选增液承气汤加减。百合具有养阴清热、滋补精血之效；百合花昼开夜合，与人类的睡眠规律相似，中医认为该类植物有引阳入阴、交通阴阳之效；夜交藤性平，有养心安神的作用，主治阴虚血少、虚烦不得眠。王新志教授在治疗失眠时，但见腑气不通之证，即用通腑泄浊法，每获良效。

5.半侧舞蹈症

刘某，74岁，河南鲁山人。初诊：2018年4月9日。

主诉：左侧手足不自主舞动2个月。

现病史：患者2个月前无明显诱因出现左侧手足不自主、无规律舞动，平素体健，神志清楚，语言流利，查体左侧肌张力降低，腱反射迟钝。时症见左侧手足不自主舞动，失眠，大便干，小便可，面色发黄，形体消瘦，舌暗淡，苔少，脉细数。

诊断：半侧舞蹈症（阴虚津亏证）。

治法：滋阴通腑，泄热止痉。

处方：增液承气汤加减。大黄12g，天花粉15g，玄参15g，生地黄20g，清半夏10g，胆南星6g，枳壳12g，桑枝15g，木瓜12g，甘草10g，白芍15g，桂枝10g。7剂，水煎服，日1剂，早晚2次温服。

二诊（2018年4月16日）：服用3剂后大便通利，7剂后诸症已减大半，以滋阴柔肝养筋为法调护。

【按语】此案临床多从颤证论治，王新志教授却认为该病属于痉病范畴，年老体亏加之大便常年燥结致阴液亏虚，津液匮乏致使筋脉失濡养而发为拘急痉挛之痉病，以大黄通腑泄热，生地黄、玄参滋阴清热，白芍、天花粉养其津液，佐用桂枝、桑枝、木瓜舒筋通络，收效甚佳。

6.面肌痉挛

柴某，男，42岁，河南上蔡人。初诊：2017年2月24日。

主诉：头晕伴左侧嘴角、额面部不适1年。

现病史：患者1年前感冒后出现头晕伴左侧嘴角、额面部不适，给予营养神经、抗病毒治疗未见明显缓解。时症见头晕伴左侧嘴角、额面部不适，多梦，纳眠可，大便干，小便可，舌红，苔薄黄，脉细数，两关部尤显。

中医诊断：痉证（肝脾阴虚，腑气不通证）。

治法：滋阴通腑，缓急止痛。

处方：增液承气汤加减。大黄15g，麦冬12g，玄参15g，生地黄20g，柴胡12g，郁金12g，甘草15g，僵蚕12g，枳实12g，香附12g，川芎12g，白芍15g。3剂，水煎服，每日1剂，早晚2次分服。

二诊（2017年2月27日）：大便通利，守上方减大黄，继服3剂。

三诊（2017年3月3日）：面部拘急略好转，上方改白芍为12g，继服3剂。

四诊（2017年3月6日）：面部拘急好转，仍头晕，头蒙不适，守上方加茯苓15g，石菖蒲10g，继服14剂，巩固治疗。

【按语】面肌痉挛中医归属于痉病，多以风痰论治，但临床亦可见腑实之证。本案患者表现为嘴角、额面部不适感，结合舌红、脉细数、大便干等情况辨证为肝脾阳虚、腑气不通，方选增液承气汤滋阴通腑。肝主疏泄，疏泄失常，致面部拘急不适，故从肝论治。方中白芍酸寒，养血敛阴，柔肝止痛；甘草甘温，健脾益气，缓急止痛。二者配伍，酸甘化阴，调和肝脾，有柔筋止痛之效。柴胡、郁金疏肝解郁；香附、川芎行气活血；僵蚕疏通经络；仍头晕，加茯苓、石菖蒲健脾化痰。

7.抽动症

陈某，男，54岁，河南开封人。初诊：2017年11月23日。

主诉：四肢活动不利伴言语不能4月余。

现病史：患者于2017年7月初饮酒后出现四肢瘫痪，意识障碍，口吐白沫，牙关紧闭，呼之不应，急诊"120"送至医院，行头颅CT示双侧脑桥出血，至重症监护室行气管切开、抗感染、营养脑神经等对症治疗，生命体征稳定后行康复治疗，患者发病半个月后先后出现双眼球不自主上下浮动，双侧腭肌阵挛致咽喉部不自主颤动，呈持续性，腹胀如鼓，纳差，食入即吐。时症见神志清，精神差，四肢活动不利，气管切开留置套管，言语不能，饮水呛咳，晨起咳嗽咳痰，痰黄难咳，双侧眼球上下浮动，双侧软腭肌阵挛，出汗多，纳差，食入即吐，眠差，大便干，小便可，舌红少苔，脉沉细数。

中医诊断：柔痉（阴虚腑实证）。

治法：养阴生津，通腑泄热。

处方：增液承气汤加减。厚朴20g，枳实12g，大黄6g，龟甲30g，麦冬20g，玄参20g，生地黄20g，桔梗10g，甘草10g，白芍20g，橘红15g，川贝母15g。7剂，水煎服，日1剂，早晚2次分服。

【按语】该患者发热，咳黄痰，舌红无苔，脉细数，中医辨证为阴虚风动、痰热腑实，结合风盛则动，治以清热化痰、滋息息风。痰湿等阴邪易阻滞气机，气机不通，表现为便闭、食入即吐等。方中厚朴、枳实、大黄行气通腑，调畅气机；龟甲、麦冬、玄参、生地黄滋阴息风；桔梗、甘草专治喉咙，并载药上行；白芍合甘草取芍药甘草汤之意，治痉挛；橘红、川贝母化痰。该方行气通腑、化痰、滋阴息风、解痉之药并用，药少量轻，面面俱到。但患者未长期服用，后期着重治疗肺部感染，临床效果无法进一步追踪，但这是中医治疗腭肌痉挛的一个思路，值得深究。

第七节 通腑开窍法医案

一、代表方剂——通窍活血汤

通窍活血汤源自王清任《医林改错》,具有祛瘀通络、开窍醒神之功,被《中医内科学》教材列为治疗瘀血头痛的专方。该方由王清任根据对人体部位的划分和阴阳气血理论的理解配伍而成,由麝香、桃仁、红花、川芎、赤芍、老葱、大枣、生姜、黄酒等组成。麝香为君药,因其性味辛窜,能通诸窍之不利,《本草纲目》言其"通诸窍,开经络,透肌骨,解酒毒,消瓜果食积,治中风、中气、中恶、痰厥、积聚癥瘕"。王新志教授在临床中常用剂量:麝香0.1g,桃仁10g,红花10g,川芎6g,赤芍9g,老葱10g,大枣10g,生姜9g,黄酒200mL。现代药理研究证实该方具有抗凝血、抗血小板聚集、改善脑部血液循环、促进受损脑细胞功能恢复、改善侧支循环、抗炎、抗肿瘤等作用,临床可用于中风、头痛、失语、延髓麻痹等疾病的治疗。

二、典型医案

1. 失语

马某,男,58岁。初诊:2019年11月6日。

主诉:言语不利1个月。

现病史:患者1个月前无明显诱因出现言语不利,可理解别人说话,但不能用言语与别人交流,只能将所表达信息书写出来,无肢体活动障碍,无吞咽功能障碍,与家属交流后得知,患者自失语后一直怀疑体内有毒,每每就诊时,都要告知大夫开清热解毒的药物。近1个月来辗转两次于某省级三甲医院综合治疗(具体不详),头颅MRI示双侧侧脑室脑白质脱髓鞘样改变,余未见明显异常。患者为此非常焦虑,来我院诊治,时症见失语,紧张,躁动不安,纳一般,入睡困难,小腹胀痛,大便不规律,质硬,小便可。舌暗红,苔薄微黄,脉弦涩。

中医诊断:喑痱(瘀血阻窍证)。

治法：化瘀通络，通腑开音。

处方：通窍活血汤加减。麝香0.1g，桃仁12g，川芎9g，赤芍9g，老葱10g，大枣10g，生姜9g，黄酒200mL，香附12g，大黄6g，芒硝3g，甘草6g。3剂，水煎服，每日1剂，早晚2次分服。

二诊（2019年11月9日）：患者情绪较前好转，失语，纳眠可，大便通利，排出褐色硬便，小便可，舌红，苔薄白，脉弦滑。守上方去芒硝，继服3剂。

三诊（2019年11月12日）：患者可与人进行简单语言交流，精神状态佳，患者及家属甚是欢喜。守上方10剂巩固治疗。

【按语】本案患者检查虽未见明显异常，仅提示脑白质脱髓鞘样改变，既往无脑梗死史，考虑脑小血管疾病。结合患者失语、紧张、躁动不安、大便干及舌脉情况，乃一派肝郁血瘀腑实之象，故重点在于解郁化瘀、通腑开窍利音，选通窍活血汤加减。方中麝香极为珍贵，能通诸窍，为君药。因舌为心之苗，麝香配伍丹参一则化瘀，二则清心解郁安神，是为妙用。王新志教授在方中尤为重视黄酒，熬药时需将其他药物浸泡至黄酒中，其一取其活血作用，其二取其温通经脉之功。

2.中风后认知功能障碍

赵某，男，60岁。初诊：2017年8月26日。

主诉：反应迟钝、记忆力下降6个月，加重1天。

现病史：患者6个月前无明显诱因出现反应迟钝，记忆力下降，答非所问，伴发头晕耳鸣，腰膝酸软无力。给予改善循环、改善记忆力、营养脑细胞等药物，未见明显缓解。既往有脑梗死病史5年，无明显后遗症。1天前上述症状再发加重，为求进一步中医治疗，遂来我院，门诊以"卒中后认知障碍"为诊断收入我科。时症见神志清，精神一般，反应迟钝，记忆力下降，头晕耳鸣，腰膝酸软，纳眠可，大便干，小便频，舌质紫暗，有瘀斑，舌下脉络紫暗迂曲，少苔，脉细涩。辅助检查：头颅MRI示左侧基底节陈旧性梗死，双侧侧脑室脑白质脱髓鞘。

中医诊断：①呆证（瘀血阻窍，肾虚腑实证）。②中风。

治法：活血通腑，补肾填精。

处方：通窍活血汤加减。麝香0.1g，川芎6g，赤芍12g，老葱10g，大枣10g，生姜9g，熟地黄20g，制远志15g，大黄10，炙甘草6g。3剂，黄酒200mL煎服，日1剂，早晚2次分服。

二诊（2017年8月29日）：1剂后，大便未通，小便频。2剂后大便下，色黑臭秽，家人诉其反应迟钝、记忆力较前好转，入睡困难，双足心发热，舌质暗红，有瘀斑，少苔，脉弦数。守上方去大黄，加炒酸枣仁30g，牡丹皮12g，7剂，观察病情变化。

三诊（2017年9月5日）：患者精神状态明显好转，反应力、记忆力明显改善，睡眠可，大便正常，日1次，小便频较前改善。出院带药14剂，继续巩固治疗。

【按语】本病为中风后认知功能障碍，病机关键在于肾精亏虚致脑髓失养，中风后大脑内形成缺血软化灶，超急性期以瘀血为主，到了恢复期形成中风囊，此时脏腑处于亏虚状态。瘀血贯穿整个病程，且本病病程长，久病化燥伤阴，故病机演变为肾虚血瘀、阴虚风动，治疗当以补肾填精、活血通腑为法。王新志教授常说：脑系疾病可外现于胃肠、二便，治疗脑病可以从胃肠论治。肠腑通畅，其气乃散，则脑症自除，亦可理解为"上病下治"。

3.偏头痛

吴某，女，32岁，河南镇平人。初诊：2016年6月14日。

主诉：间断头痛3年。

现病史：患者3年前因睡眠较少出现左侧颞部发作性搏动样疼痛，经前期休息不好加重，发作前眼前有亮点、波纹，畏光，恶心，口淡，食欲欠佳，不易入睡，大便三四天一行，质干，疼痛时口服布洛芬胶囊。近日头痛再发，口服布洛芬无效，遂来就诊。询问患者平日身体状况，提及平素大便干，三四日一行，经常感冒，易劳累，舌淡暗，苔薄白，脉细。

中医诊断：偏头痛（瘀热腑实证）。

治法：化瘀清热，通腑泄浊。

处方：通窍活血汤合调胃承气汤加减。赤芍10g，川芎12g，桃仁10g，红花10g，麝香0.3g，大黄10g，芒硝6g，大枣3g，黄酒200mL。3剂，黄酒煎服，日1剂，早晚2次分服。

二诊（2016年6月17日）：患者头痛消失，大便通利，诉月经来潮，下腹部冷痛，有少量血块，急躁易怒，舌暗苔白，脉弦细，以血府逐瘀汤活血化瘀、行气止痛调服，7剂。

后随访半年，头痛未再发作。

【按语】"久病入络，痼疾必瘀"，头痛3年，时发时止，必有瘀血停于脑窍，同时患者平素阳明燥盛，便干腑气不通，浊气上逆，与瘀血互结，久不能退，瘀热时时困扰，所以头痛时时发作。通窍活血汤以芳香走窜之麝香直达病所，桃仁、赤芍、川芎、红花共奏去除瘀血之功，同时以芒硝、大黄去除阳明之燥热，故起效迅速。

4.脑外伤后头痛

郑某，女，55岁，郑州市人。初诊：2020年10月9日。

主诉：间断头后部疼痛1周。

现病史：2个月前患者因车祸后致头外伤，左颞部隐痛，无眩晕、恶心、呕吐等不适，急诊入院查MRI示脑挫裂伤，左颞部皮下血肿。住院期间给予改善循环、营养脑细胞等治疗，头痛、恶心等症状缓解，后出院自行调养。1周前头痛再发，以后头部为主，刺痛拒按，痛处固定于后脑勺处，入夜及生气后加重，特来我院。时症见神志清，精神可，间断性头后部疼痛，纳可，多梦易醒，大便排出无力，小便可，舌暗淡，舌下静脉迂曲，苔薄白，脉弦细。

中医诊断：头痛（瘀滞腑实证）。

治法：活血通腑，泄热止痛。

处方：通窍活血汤加减。赤芍12g，川芎10g，桃仁6g，红花9g，麝香0.1g，生姜3片，大枣6个，葱白10g，三棱6g，黄芪30g，大黄15g。3剂，200mL黄酒煎服，早晚2次分服。

二诊（2020年10月12日）：头痛缓解，大便通利，2天一次，守上方去大黄，3剂，观察病情变化。

三诊（2020年10月15日）：头痛消失，排便顺畅，日1次，已能安然入睡，病情好转，出院静养。

【按语】本医案患者属脑外伤头痛，外伤后头痛不明显，且急性期不敢贸然使用活血化瘀之品，但日久血液瘀滞于局部，以致血脉不通，不通则痛，聚于上则头痛，聚于下则呈癥瘕积聚。头痛是外伤后患者的一个常见表现，治疗当以活血化瘀、通脉止痛为主，方选通窍活血汤加减。酌加三棱以破血消瘀，考虑外伤后耗伤气血，故加黄芪以补气行血、祛瘀生新。

5.眩晕

马某,女,38岁,河南许昌人。初诊:2019年8月25日。

主诉:发作性头晕2年,加重2天。

现病史:患者2年前因饮用冰镇饮料后出现发作性头晕,每次头晕持续1~2小时,发作时头晕、头痛,不能站立,卧床休息后不缓解,轻微活动后缓解。既往有月经不调史3年,月经3个月或者半年来潮一次,月经量少,色暗,有血块。2天前头晕再发,头痛,乏力恶心,特来我院,门诊诊断为眩晕。时症见神志清,精神差,头晕头痛,乏力,面色晦暗有褐斑,手脚冰凉,纳可,心悸,眠差,大便干,小便可,舌淡暗,苔薄白,脉细涩。

中医诊断:眩晕(瘀血阻窍证)。

治法:祛瘀生新,通窍活络。

处方:通窍活血汤加减。赤芍10g,川芎12g,桃仁9g,红花9g,麝香0.1g,生姜3片,大枣6个,葱白10g,黄芪30g,桂枝12g,丹参15g,淡附片10g。3剂,200mL黄酒煎服,早晚分2次温服。

二诊(2019年8月28日):头晕头痛缓解,月经来潮,量可,色暗,有血块,大便通利,守上方3剂,观察病情变化。

三诊(2019年8月31日):面部有光泽,未诉头晕乏力,怕冷症状消失,睡眠明显改善,舌红,苔薄白,脉弦滑。予桂枝茯苓丸继续调养。

【按语】患者为青年女性,有面色晦暗、怕冷、月经量少、色暗有血块、舌淡暗、脉细涩等一派瘀血之象,瘀血阻窍,脑络不通,脑失所养,故发为眩晕。心血瘀阻,心神失养,故心悸失眠。治疗当活血祛瘀、通窍活络,方选通窍活血汤加减。酌加桂枝、淡附片温阳化气,温经活血;黄芪补气升阳,益气行血;丹参化瘀止痛。因患者为长期阳虚血瘀之体质,故以桂枝茯苓丸善后,改善体质。

第八节 理气通腑法医案

一、代表方剂——厚朴三物汤

厚朴三物汤出自《金匮要略》,书中说:"痛而闭者,厚朴三物汤主之。"该方具有行气除满、去积通便之功用。小承气汤与厚朴三物汤均出自医圣张仲景之手，均含有厚朴、大黄、枳实，但药物用量及君臣佐使关系存在显著差别。小承气汤作用在于荡积攻实，以大黄为君；厚朴三物汤作用在于行气除满，以厚朴为君，具有显著的消积行气功效，临床上适用于里实气滞之证。临证中，王新志教授还善于运用越鞠丸、四逆散、柴胡疏肝散等治疗郁证、失眠、癫痫、三叉神经痛等疾病。若见阳郁厥逆，表现为脘腹胀满、胁肋胀痛、怕冷、抑郁等症状，选用四逆散以疏肝解郁，调畅气机；若见气血痰火湿食等实邪阻滞，表现为腹胀腹痛、嗳腐吞酸、便闭等，选用越鞠丸加减。

二、典型医案

1. 三叉神经痛

李某，女，42岁，河南焦作人。初诊：2017年7月16日。

主诉：间断头痛10余年，加重1周。

现病史：患者间断头痛10余年，以左侧颞部为主，呈持续性跳痛，进食及劳累后发作，曾行头颅CT及MRI检查，均未见明显异常。既往有慢性胃炎病史2年。1周前再发左侧颞部跳痛，自行服用芬必得胶囊后稍好转，为求系统中西医治疗，遂前来就诊。时症见间断左侧颞部跳痛，呈持续性，腹痛腹胀，自诉腹中有气上冲心胸，直达左侧颞部，口干苦，纳尚可，眠差，入睡困难，二便调。舌质淡，苔薄黄，脉弦滑。

中医诊断：头痛（肝胃气滞证）。

治法：理气通腑，平冲降逆。

处方：厚朴三物汤加减。厚朴24g，枳实12g，大黄10g，茯苓20g，桂枝12g，白术15g，炙甘草6g，柴胡10g，砂仁6g，川芎6g。3剂，水煎服，日1剂，早晚2次分服。

二诊（2017年7月19日）：头痛发作次数较前明显减少，睡眠较前好转，纳可，二便调，舌脉同前，在上方基础上去大黄，加红景天以增活血行气之力。继服7剂，用法如前。

随访3个月，患者诉头痛未再发作。

【按语】患者为中年女性，间断左侧颞部跳痛10余年，女子以肝为用，本病与劳累及饮食有关，患者有慢性胃炎病史，腹胀腹痛，加之久病多郁，故当从肝脾论治，治疗以理气通腑、平冲降逆为法，方选厚朴三物汤加减。厚朴三物汤出自《金匮要略》，主要用于里实气滞证，具有行气通腑之效，方中厚朴为君药，有行气消积之功，故重用；臣以大黄、枳实配合君药增强通腑之力，川芎为治疗各经头痛的要药，又有行气活血止痛之效，寓"治风先治血，血行风自灭"之意，柴胡行气解郁，砂仁理气和胃。同时本案结合当下症状，有气自少腹上冲心胸，直达头顶，故予苓桂术甘汤平冲降逆。本案一则理气通腑，二则平冲降逆，相得益彰。

2. 眩晕

徐某，男，43岁，河南驻马店人。初诊：2017年6月12日。

主诉：发作性头晕2个月，加重伴左上肢疼痛2天。

现病史：患者2个月前无明显原因出现头晕，呈阵发性，不伴恶心、呕吐、耳鸣耳聋、视物旋转、意识障碍等，在当地社区医院治疗后症状缓解，2天前因劳累上述症状再发，性质同前。既往有痛风病史12年，间断服用扶他林及秋水仙碱治疗，近期未出现疼痛，未服上药；糖尿病病史3年，脑梗死病史3年。时症见阵发性头晕，伴头蒙、昏沉，左上肢疼痛，活动受限，小腹疼痛拒按，纳眠可，大便干，小便可。舌质淡红，苔白厚腻，脉弦滑。

中医诊断：眩晕（风痰上扰、气滞腑实证），痹证。

治法：祛风化痰，行气通腑。

处方：厚朴三物汤加减。厚朴24g，枳实12g，大黄10g，桑枝15g，牛膝30g，土茯苓15g，桂枝12g，炙甘草6g，炒白术15g，淡附片9g，苍术12g。3剂，水煎服，日1剂，早晚2次温服。

二诊（2017年6月15日）：患者头部不适症状明显好转，左上肢疼痛减轻，大便通利，舌质红，苔白厚腻，但较前变薄，守上方去大黄，桑枝加至20g，再予7剂。

随访2个月，未见头晕发作。

【按语】湿为阴邪，易伤阳气，其性黏滞，致病缠绵难愈，故久病痛风者，阳气必伤，并可见湿浊壅滞的表现，如苔白厚腻。湿得寒则凝，得温则化，故在祛湿化浊的同时可联合运用温阳法。但在本方中出现小腹疼痛、大便干等腑气不通之表现，据"急则治其标，缓则治其本"之治则，给予厚朴三物汤加减以行气通腑。本病与痛风十分相似，应联合温经散寒、祛风除湿之药。同时合脾约丸意，以枳实、厚朴畅通脾胃，重启脾胃升降功能，故效佳。

3.中风后腹胀

姜某，女，62岁，河南郑州人。初诊：2017年9月17日。

主诉：厌食伴腹胀2周，加重1天。

现病史：患者2周前无明显诱因出现厌食，腹胀，食入即吐，伴发恶心呕吐等不适，给予泮托拉唑胶囊、消积健脾颗粒等，未见明显好转。半年前患脑梗死，无明显后遗症；高血压病史2年，血压最高达160/90mmHg，规律服用苯磺酸氨氯地平片（2.5mg，日1次），血压控制尚可；慢性萎缩性胃炎1年，间断性胃脘部反酸烧心，未规律治疗。1天前出现腹胀、腹痛，厌食恶心，为求进一步中医治疗，遂来我院，门诊以"腹胀"为诊断收入我科。时症见神志清，精神一般，腹胀如鼓，厌食恶心，纳差，眠可，大便干，小便可，舌质红，苔薄黄，脉弦数有力。

中医诊断：腹胀（痰食积滞证）。

治法：行气消积，化痰导滞。

处方：越鞠丸加减。香附10g，焦栀子10g，神曲15g，苍术12g，枳实15g，厚朴12g，炙甘草6g，姜半夏10g，川芎10g。3剂，水煎服，日1剂，早晚2次分服。

二诊（2017年9月20日）：腹胀腹痛、厌食减轻，有饥饿感，大便通利，守上方加砂仁6g，10剂以巩固疗效。

【按语】患者以腹胀、厌食为主诉就诊，考虑患者既往有脑梗死病史，气血瘀滞；有慢性萎缩性胃炎病史，脾胃虚弱；再结合舌脉、二便情况，辨证为虚实错杂之证，但整体以偏实为主。具体为痰湿、气滞、瘀血互结，脏腑气机不通，发为腹胀腹痛。治疗当解郁消积、化痰行滞，方选越鞠丸加减。该方出自《丹溪心法》，主治六郁。方中香附、川芎行气解郁；栀子清心泻火；苍术燥湿运脾，解湿郁；神曲消食导滞；酌加枳实、厚朴以增强行气通腑之功；姜半夏化痰止呕；炙甘草缓中调和。王新志教授在临证中善用此方治疗脾胃、脑及心系疾病，疗效显著。

4.神经性呕吐

徐某，女，30岁，河南焦作人。初诊：2020年10月20日。

主诉：不自主呕吐2年，加重1天。

现病史：患者2年前无明显诱因出现呕吐，食入即吐，严重时不能进食，遇劳及情志刺激后加重。曾于社区诊所就诊，予甲氧氯普胺片口服，效果不佳。该患者为脑性瘫痪患者，于当地医院诊断为神经性呕吐，给予黛力新、疏肝解郁胶囊等调节神经之品，未见好转。为求进一步中西医系统治疗，特来我院。门诊诊断为神经性呕吐，时症见神志清，精神可，不自主干呕，进食后呕吐胃内容物，心烦易怒，头昏蒙不清，纳眠差，大便不畅，小便可，舌红，苔白微腻，脉弦滑。

中医诊断：呕吐（肝胃不和证）。

治法：化痰解郁，和胃止呕。

处方：越鞠丸加减。香附10g，苍术15g，神曲15g，半夏10g，柴胡10g，炒枳壳12g，白芍15g，炙甘草6g，薏苡仁30g，茯神15g，郁金12g，砂仁6g。3剂，水煎服，日1剂，早晚2次分服。

二诊（2020年10月23日）：服药后呕吐次数减少，大便顺畅，心情舒畅，舌红，苔薄白，脉弦滑。守上方加陈皮10g以理气健脾，继服3剂，观察病情变化。

三诊（2020年10月26日）：已无呕吐，纳眠可，二便调，给予理中丸调养。

【按语】本患者既往有脑瘫病史，考虑为先天禀赋不足，多年寻医问药，家庭经济负担较重，得不到良好的家庭和社会教育，产生自卑心理，闷闷不乐，加之后天饮食不当，形成气郁脾虚痰湿之体质。治疗关键在于畅达内外，宣畅气机。给予越鞠丸加减化痰解郁、和胃止呕，酌加柴胡、枳壳疏肝行气，白芍柔肝养阴，薏苡仁、茯神健脾利湿、养血安神，郁金清心解郁，半夏降逆止呕、燥湿化痰，砂仁理气和胃止呕，炙甘草调胃和中。全方共用，体现"大气一转，其气乃散"的思想。

5.中风后肢体麻木

张某，女，52岁，河南平顶山人。初诊：2017年4月8日。

主诉：发作性头昏伴左侧肢体麻木2个月。

现病史：2个月前患者无明显诱因出现发作性头昏，持续5～6分钟，左侧肢体麻木，住院治疗，查头颅MRI示右侧丘脑梗死，予对症治疗，症状好转后出院。有高血压病史，现服用左旋氨氯地平片，血压控制良好。时症见左侧肢体麻木，头昏，乏力，偶有胸闷，喉中痰鸣，自觉颈喉部发紧，双下肢发紧、发胀，烦乱不安，口干苦，眠差，纳可，大便干，小便可。舌质淡红，苔白，脉弦滑。

中医诊断：缺血性中风恢复期（痰气郁滞证）。

治法：疏肝解郁，化痰消积。

处方：越鞠丸加减。香附12g，苍术15g，神曲15g，半夏10g，柴胡12g，郁金12g，枳壳12g，白芍12g，甘草10g，牡丹皮10g，栀子10g。7剂，水煎服，每日1剂，早晚2次分服。

二诊（2017年4月15日）：症状基本消失，以补益之法善后。

【按语】躯体感觉障碍是中风后常见症状，其症状错综复杂，病情顽固，从情志论治往往可收到意想不到的效果，即诸药无效，以疏肝为法。王新志教授认为全身脏腑均是情志病的靶器官，因此他总结出了情志病的六"化"（隐匿化、躯体化、高端化、领袖化、微笑化、坚决不承认化）、九"的"（医学上难以解释的、五花八门的、千奇百怪的、千姿百态的、痛苦万状的、莫可名状的、变化莫测的、诸医无法的、诸药无效的）、十二"状"（昏、晕、懵、痛、响、空、紧、胀、沉、热、凉、麻）。在实际诊疗过程中，很多症状的发生常导致医者无从下手，王新志教授拨云见日，由表透里，找出根本病因所在，化繁为简，则治疗不难。另外，尚有烦闷、睡眠不安等，结合患者年龄正值围绝经期，本情绪亦急躁，加之病后思虑，思虑伤脾生痰，病郁久化热，痰热郁滞，上扰心神发为失眠，中聚胃肠产生腹胀便干，痰热郁滞不达肢节发为肢体麻木。因忧思过度，肝气失和，心阴受损，五脏功能失调，表现为神情不安。故治疗当以越鞠丸化痰消积、行气解郁，以甘润平补之甘麦大枣汤养心安神、和中缓急，使心气充、阴液足、肝气和，加百合、酸枣仁以养肝宁心，则脏躁诸症自可解除。

第八章 通腑法常用古方

一、寒下类

1. 大承气汤（《伤寒论》）

【组成】大黄12g，芒硝8g，厚朴24g（炙），枳实5g。

【功用】峻下热结。

【主治】①阳明腑实证。大便不通，频转矢气，脘腹痞满，腹痛拒按，按之则硬，日晡潮热，神昏谵语，手足濈然汗出，舌苔黄燥起刺或焦黑燥裂，脉沉实。②热结旁流。③里实热证。治热厥，因热引起的四肢厥冷、痉病或发狂。

2. 小承气汤（《伤寒论》）

【组成】大黄12g，厚朴6g（姜制），枳壳5g（煨）。

【功用】泄热通便，润燥软坚。

【主治】①阳明腑实证之轻者。大便不通，谵语潮热，腹胀疼痛拒按，舌苔老黄，脉滑或沉。②阳明热结旁流轻者。③阳明热结重证兼正气不足者。

3. 调胃承气汤（《伤寒论》）

【组成】大黄12g（去皮，酒浸），炙甘草6g，芒硝12g。

【功用】泄热和胃，畅达气机。

【主治】阳明热结缓证。腹胀满，或疼痛或按之痛，心烦，蒸蒸发热，或呕吐，舌红苔黄，脉沉。

4. 大陷胸汤（《伤寒论》）

【组成】大黄18g（去皮），芒硝24g，甘遂1.5g。

【功用】泄热逐水破结。

【主治】热饮结胸证。胸膈疼痛，或脘腹疼痛，疼痛从心下至少腹不可近，心中懊𢙐，烦躁，短气，头汗出，日晡发热，舌燥而渴，舌红，苔黄腻，脉沉紧。

二、温下类

1. 大黄附子(细辛)汤(《金匮要略》)

【组成】大黄9g，附子15g，细辛6g。

【功用】温阳散寒，通便止痛。

【主治】寒积里实证。腹痛，便秘，胁下痛，发热，手足不温，口淡，或腰酸腿软，舌淡，苔薄白，脉弦或迟。

2. 三物备急丸(《金匮要略》)

【组成】大黄30g，干姜30g，巴豆30g(去皮心，熬)，外研如脂。

【功用】攻逐寒积。

【主治】寒实腹痛。寒实冷积内停，心腹卒暴胀痛，痛如锥刺，气急口噤，大便不通。

3. 温脾汤(《备急千金要方》)

【组成】大黄15g，当归、干姜各9g，附子、人参、芒硝、甘草各6g。

【功用】攻下冷积，温补脾阳。

【主治】阳虚寒积证。腹痛便秘，脐下绞痛，绕脐不止，手足不温，苔白不渴，脉沉弦而迟。

三、润下类

1. 济川煎(《景岳全书》)

【组成】当归9～15g，牛膝6g，肉苁蓉6～9g，泽泻5g，升麻3g，枳壳3g。

【功用】温肾益精，润肠通便。

【主治】肾虚便秘。大便秘结，小便清长，腰膝酸软，舌淡苔白，脉沉迟。

2. 麻子仁丸(脾约丸)(《伤寒论》)

【组成】麻子仁48g，白芍24g，枳实24g，大黄48g，厚朴30g，杏仁

24g。

【功用】运脾泄热，行气通便。

【主治】脾约证。大便干硬，小便频数，舌红，苔薄黄，脉浮涩。

3.五仁丸(《世医得效方》)

【组成】桃仁30g，杏仁30g（麸炒，去皮尖），松子仁3.6g，柏子仁15g，郁李仁3g，陈皮120g（另研末）。

【功用】润肠通便。

【主治】阴虚肠燥证。大便干结，艰涩难出，小便短少，面色不荣，舌燥，脉虚。

四、攻补兼施类

1.黄龙汤(《伤寒六书》)

【组成】大黄9g，芒硝12g，枳实6g，厚朴3g，当归9g，人参6g，甘草3g。

【功用】攻下通便，补气养血。

【主治】阳明腑实、气血不足证。自利清水，色纯青，或大便秘结，脘腹胀满，腹痛拒按，身热口渴，神倦少气，谵语甚或循衣撮空，神昏肢厥，舌苔焦黄或焦黑，脉虚。

2.新加黄龙汤(《温病条辨》)

【组成】细生地黄15g，生甘草6g，人参4.5g，生大黄9g，芒硝3g，玄参15g，麦冬15g，当归4.5g，海参2条，姜汁6匙。

【功用】泄热通便，滋阴益气。

【主治】热结里实、气阴不足证。大便秘结，腹中胀满而硬，神疲少气，口干咽燥，唇裂舌焦，苔焦黄或焦黑燥裂。

3.增液承气汤(《温病条辨》)

【组成】玄参30g，麦冬（连心）24g，细生地黄24g，大黄9g，芒硝4.5g。

【功用】滋阴增液，泄热通便。

【主治】热结阴亏证。燥屎不行，下之不通，脘腹胀满，口干唇燥，舌红苔黄，脉细数。

五、逐水类

1.十枣汤(《伤寒论》)

【组成】甘遂、大戟、芫花各等分，分别捣为散，先煮大枣肥者10枚，纳药末。强人服3g，羸人服1g，温服，平旦服。若不下，病不除者，明日更服，加半钱，得快下利后，糜粥自养。

【功用】攻逐水饮。

【主治】①悬饮：咳唾胸胁引痛，心下痞硬，干呕短气，头痛目眩，或胸背掣痛不得息，舌苔滑，脉沉弦。②水肿：一身悉肿，尤以下半身为重，腹胀喘满，二便不利。

2.禹功散(《儒门事亲》)

【组成】黑牵牛头末120g，茴香30g，上为末，以生姜汁调服。

【功用】逐水通便，行气消肿。

【主治】水结气壅证。遍身水肿，腹胀喘满，大便秘结，小便不利，脉沉有力。

3.疏凿饮子(《济生方》)

【组成】泽泻12g，赤小豆15g，商陆6g，羌活9g，大腹皮12g，椒目6g，木通6g，秦艽9g，槟榔9g，茯苓皮15g。

【功用】泻下逐水，疏风解表。

【主治】水肿。遍身浮肿，气喘，口渴，二便不利，脉滑。

4.己椒苈黄丸(《金匮要略》)

【组成】防己12g，椒目5g，葶苈子10g，大黄10g。上四味，末之，蜜丸如梧子大，先服一丸，日三服，稍增，口中有津液。渴者加芒硝半两。

【功用】清热利水，导饮下泄。

【主治】大肠水结证。腹满，口舌干燥，腹中有水声，渴欲饮水，大便或干或溏，小便黄赤，或腹痛，或水肿，舌红，苔黄而燥，脉弦或数。

5.甘遂半夏汤(《金匮要略》)

【组成】甘遂3g，半夏9g，芍药15g，甘草6g（炙）。以水二升，煮取半升，去滓，以蜜半升和药汁，煎取八合，顿服之。

【功用】攻逐水饮，洁净肠腑。

【主治】大肠饮结证。下利胶着不畅，虽利后反觉舒服，但心下仍坚满，按之似有无，肠间沥沥有声，或便结不通，苔滑腻，脉沉滑或伏。

6.舟车丸(《景岳全书》)

【组成】黑牵牛120g(炒)，大戟(面裹煨)、甘遂(面裹煨)、芫花(醋炒)各30g，大黄60g(酒浸)，青皮、橘皮、木香、槟榔各15g，轻粉3g。共研细末，水糊丸，如小豆大，空心温水服，初服五丸，日三服，以快利为度。

【功用】攻逐水饮，行气导滞。

【主治】水结气郁证。水肿，或皮肤肿胀，口渴，气粗气急，腹胀坚硬，二便不通，苔黄或腻，脉沉有力。

六、理血类

1.桃核承气汤(《伤寒论》)

【组成】桃仁(去皮尖)、大黄、甘草(炙)各12g，桂枝(去皮)、芒硝各6g。上四味，以水七升，煮取二升半，去滓，加芒硝，更上火，微沸，下火，先食，温服五合，日三服，当微利。现代用法：作汤剂，水煎前4味，芒硝冲服。

【功用】逐瘀泄热。

【主治】下焦蓄血证。少腹急结，小便自利，甚则谵语烦躁，其人如狂，至夜发热。以及血瘀经闭，痛经，脉沉实而涩者。

2.血府逐瘀汤(《医林改错》)

【组成】桃仁12g，红花、当归、生地黄、牛膝各9g，川芎、桔梗各4.5g，赤芍、枳壳、甘草各6g，柴胡3g。

【功用】活血祛瘀，行气止痛。

【主治】胸中血瘀证。胸痛，头痛，日久不愈，痛如针刺而有定处，或呃逆日久不止，或饮水即呛，干呕，或内热瞀闷，或心悸怔忡，失眠多梦，急躁易怒，入暮潮热，唇暗或两目暗黑，舌质暗红，或舌有瘀斑瘀点，脉涩或弦紧。

3.通窍活血汤(《医林改错》)

【组成】赤芍、川芎各3g，桃仁(研泥)、红花各9g，老葱3根(切碎），鲜姜9g（切碎），大枣7个（去核），麝香0.16g（绢包五厘），黄酒250g。

【功用】活血化瘀通窍。

【主治】瘀阻头面证。头痛眩晕，或耳聋，脱发，面色青紫，或酒渣鼻，或白癜风，以及妇女干血痨，小儿疳积见肌肉消瘦、腹大青筋、潮热等。

4.少腹逐瘀汤（《医林改错》）

【组成】小茴香1.5g（炒），干姜（炒）、官桂、延胡索各3g，没药、川芎、赤芍、五灵脂（炒）各6g，当归、蒲黄各9g。

【功用】活血祛瘀，温经止痛。

【主治】寒凝血瘀证。少腹瘀血积块痛或不痛，或痛而无积块，或少腹胀满，或经期腰酸，少腹作胀，或月经一月见三五次，接连不断，断而又来，其色或紫或黑，或有瘀块，或崩漏兼少腹疼痛等。

5.身痛逐瘀汤（《医林改错》）

【组成】秦艽、羌活、香附各3g，川芎、甘草、没药、五灵脂（炒）、地龙各6g，牛膝、桃仁、红花、当归各9g。

【功用】活血行气，祛瘀通络，通痹止痛。

【主治】瘀血闭阻经络证。肩痛，臂痛，腰痛，腿痛，或周身疼痛经久不愈。

6.复元活血汤（《医学发明》）

【组成】柴胡15g，栝楼根、当归各9g，红花、甘草、炮穿山甲各6g，大黄30g（酒浸），桃仁15g（酒浸，去皮尖，研如泥）。

【功用】活血祛瘀，疏肝通络。

【主治】跌打损伤。瘀血留于胁下，痛不可忍。

7.温经汤（《金匮要略》）

【组成】吴茱萸、麦冬（去心）各9g，当归、芍药、川芎、人参、桂枝、阿胶、牡丹皮（去心）、生姜、甘草、半夏各6g。

【功用】温经散寒，祛瘀养血。

【主治】冲任虚寒、瘀血阻滞证。漏下不止，血色暗而有块，淋漓不畅，月经提前或延后，或逾期不止，或一月再行，或经停不至，而见少腹里急，腹满，傍晚发热，手心烦热，口唇干燥，舌质暗红，脉细而涩。亦治妇人宫冷，久不受孕。

8. 生化汤(《傅青主女科》)

【组成】全当归24g，川芎9g，桃仁6g，姜炭2g，炙甘草2g。

【功用】养血祛瘀，温经止痛。

【主治】血虚寒凝、瘀血阻滞证。产后恶露不行，小腹冷痛。

9. 桂枝茯苓丸(《金匮要略》)

【组成】桂枝、茯苓、牡丹皮、芍药各12g。

【功用】活血化瘀，缓消癥块。

【主治】瘀阻胞宫证。经水漏下不止，血色紫黑晦暗，或经行不定期，或一月再至，或经水不行，或经期正常，少腹痞块，按之坚硬有物，或胎动不安，舌紫或边有瘀斑，脉沉或涩。

10. 失笑散(《太平惠民和剂局方》)

【组成】五灵脂、蒲黄各6g。

【功用】活血祛瘀，散结止痛。

【主治】瘀血停滞。心胸刺痛，脘腹疼痛，或产后恶露不行，或月经不调，少腹急痛等。

11. 丹参饮(《时方歌括》)

【组成】丹参30g，檀香、砂仁各4.5g。

【功用】活血祛瘀，行气止痛。

【主治】血瘀气滞，心胃诸痛。

12. 鳖甲煎丸(《金匮要略》)

【组成】炙鳖甲、赤芒硝各90g，蜣螂45g，芍药、牡丹、土鳖虫各37g，蜂巢30g，炒乌扇、柴胡、黄芩、鼠妇、干姜、大黄、桂枝、厚朴、石韦、凌霄花、炙阿胶各22.5g，瞿麦、桃仁各15g，葶苈子、半夏、人参各7.5g。

【功用】化瘀消癥，化痰散结。

【主治】瘀郁痰湿证(疟母、癥瘕)。

13. 大黄䗪虫丸(《金匮要略》)

【组成】大黄75g，黄芩60g，甘草90g，桃仁、杏仁各60g，芍药120g，干地黄300g，干漆30g，虻虫60g，水蛭60g，蛴螬60g，土鳖虫30g。

【功用】活血化瘀，缓中补虚。

【主治】肝脉瘀阻证。形体消瘦，腹满或腹痛，不能饮食，肌肤甲错，两目暗黑，面色无华，舌质暗淡或有瘀点，脉涩或结。

14.大黄牡丹汤(《金匮要略》)

【组成】大黄12g，牡丹皮3g，桃仁9g，冬瓜仁30g，芒硝9g。

【功用】泻热破瘀，散结消肿。

【主治】肠痈初起、湿热瘀滞证。症见右下腹肿胀，疼痛拒按，小便自调，时时发热，自汗恶寒，或右足屈而不伸，苔黄腻，脉滑数。

七、和解类

1.小柴胡汤(《伤寒论》)

【组成】柴胡30g，黄芩、人参、半夏、炙甘草、生姜(切)各9g，大枣(擘)4枚。

【功用】和解少阳(清胆热，调气机，益正气)。

【主治】伤寒少阳病证。邪在半表半里，症见往来寒热，胸胁苦满，默默不欲饮食，心烦喜呕，口苦，咽干，目眩，舌苔薄白，脉弦者；妇人伤寒，热入血室。经水适断，寒热发作有时；疟疾、黄疸等内伤杂病而见以上少阳病症者。

2.大柴胡汤(《金匮要略》)

【组成】柴胡12g，黄芩、芍药、半夏、枳实各9g，生姜15g，大枣4枚，大黄6g。

【功用】和解少阳，内泻热结。

【主治】少阳阳明合病。往来寒热，胸胁苦满，呕不止，郁郁微烦，心下痞硬，或心下满痛，大便不解或下利，舌苔黄，脉弦数有力。

3.茵陈蒿汤(《伤寒论》)

【组成】茵陈18g，栀子12g，大黄6g(去皮)。

【功用】清热利湿退黄。

【主治】湿热黄疸。一身面目俱黄，黄色鲜明，发热，无汗或但头汗出，口渴欲饮，恶心呕吐，腹微满，小便短赤，大便不爽或秘结，舌红苔黄腻，脉沉数或滑数有力。

八、祛痰类

1.滚痰丸(《泰定养生主论》,录自《玉机微义》)

【组成】大黄(酒蒸)、片黄芩(酒洗净)各240g,礞石30g(捶碎,同焰硝30g,投入小砂罐内盖之,铁线缚定,盐泥固济,晒干,火煅红,候冷取出),沉香15g。

【功用】泻火逐痰。

【主治】实热老痰证。癫狂昏迷,或惊悸怔忡,或不寐怪梦,或咳喘痰稠,或胸脘痞闷,或眩晕耳鸣,大便秘结,苔黄厚腻,脉滑数有力。

2.涤痰汤(《证治准绳》)

【组成】胆南星(姜制)、半夏(汤洗7次)各2.5g,枳实6g(麸炒),茯苓6g(去皮),橘红4.5g,石菖蒲、人参各3g,竹茹2.1g,甘草1.5g。

【功用】涤痰开窍。

【主治】痰迷心窍。心悸怔忡,或头晕目眩,舌强不能言,舌淡苔腻,脉滑。

3.半夏白术天麻汤(《医学心悟》)

【组成】半夏4.5g,天麻、茯苓、橘红各3g,白术9g,甘草1.5g。

【功用】化痰息风,健脾祛湿。

【主治】风痰上扰证。眩晕头痛,胸闷呕恶,舌苔白腻,脉弦滑等。

4.定痫丸(《医学心悟》)

【组成】明天麻、川贝母、半夏(姜汁炒)、茯苓(蒸)、茯神(去木,蒸)各30g,胆南星(九制者)、石菖蒲(杵碎,取粉)、全蝎(去尾,甘草水洗)、僵蚕(甘草水洗,去咀,炒)、真琥珀(腐煮,灯草研)各15g,陈皮(洗,去白)、远志(去心,甘草水泡)各21g,丹参(酒蒸)、麦冬(去心)各60g,辰砂9g(细研,水飞)。

【功用】清热涤痰,息风止痉。

【主治】痰热痫证。忽然发作,昏仆倒地,不省人事,抽搐,目斜口喝,痰涎直流,或叫喊作声,舌苔腻,脉弦或滑。

九、息风类

1.羚角钩藤汤(《通俗伤寒论》)

【组成】羚角片4.5g,双钩藤9g(后入),霜桑叶6g,滁菊花9g,鲜生地黄15g,生白芍9g,川贝母12g(去心),淡竹茹鲜刮,与羚羊角先煎代水15g,茯神木9g,生甘草3g。

【功用】凉肝息风,增液舒筋。

【主治】肝热生风证。高热不退,烦闷躁扰,手足抽搐,发为惊厥,甚则神昏,或头晕目眩,舌绛而干,或舌焦起刺,脉弦而数。

2.风引汤(《金匮要略》)

【组成】大黄、干姜、龙骨各56g,桂枝42g,甘草、牡蛎各28g,寒水石、滑石、赤石脂、白石脂、紫石英、石膏各84g。

【功用】清肝益阴,潜阳息风。

【主治】肝热动风证。昏仆,或两目上视,或四肢抽搐,或口吐涎沫,头晕头痛,烦热,四肢乏力,急躁,或肌肉震颤,口苦口干,舌红,少苔或薄黄,脉弦数。

十、理气类

1.四逆散(《伤寒论》)

【组成】甘草(炙)、枳实(破,水渍,炙干)、柴胡、芍药各6g。

【功用】疏肝,理气,健脾。

【主治】①阳郁厥逆证。手足不温,或腹痛,或泄泻、里急后重,脉弦。②肝脾气郁证。胁肋胀闷,脘腹疼痛,脉弦。

2.柴胡疏肝散(《医学统旨》)

【组成】陈皮(醋炒)、柴胡各6g,川芎、香附、枳壳(麸炒)、芍药各4.5g,炙甘草1.5g。

【功用】疏肝解郁,行气止痛。

【主治】肝气郁结证。胁肋疼痛,或脘腹胀痛,嗳气,善太息,或往来寒热,或月经不调,苔薄,脉弦。

3.越鞠丸(《丹溪心法》)

【组成】香附、川芎、苍术、神曲、栀子各10g。

【功用】行气解郁,清热和中。

【主治】六郁证(脾胃气郁)。脘腹胀痛,胸膈痞闷,嗳腐吞酸,恶心呕吐,饮食不消,苔薄黄,脉弦。

4.半夏厚朴汤(《金匮要略》)

【组成】半夏、茯苓各12g,厚朴9g,生姜15g,苏叶6g。

【功用】行气散结,降逆化痰。

【主治】梅核气(气郁痰阻证)。咽中如有物阻,咯之不出,吞之不下,因情绪不佳而加重,胸闷胁痛,或咳或呕,舌淡,苔白腻,脉弦。

5.苏子降气汤(《太平惠民和剂局方》)

【组成】紫苏子、半夏(汤洗7次)各75g,炙甘草60g,前胡(去芦)、厚朴(去粗皮,姜汁拌炒)各30g,川当归(去芦)、肉桂(去皮)各45g,陈皮45g(去白)。

【功用】降气平喘,祛痰止咳。

【主治】肺实肾虚证(上实下虚证)。咳嗽,气喘,短气,痰涎壅盛,胸膈满闷,吸气困难,或腰痛脚弱,或肢体浮肿,舌淡苔白或腻,脉沉或弱。

参考文献

［1］王付，许二平，张大伟.方剂学［M］.北京：中国中医药出版社，2011.

［2］邓中甲.方剂学［M］.北京：中国中医药出版社，2011.

［3］李今庸.李今庸临床经验辑要［M］.北京：中国医药科技出版社，1998.

［4］王文健.中西医结合临床［M］.上海：复旦大学出版社，2006.

［5］周仲瑛.中医内科学［M］.北京：中国医药科技出版社，2007.

［6］李灿东，吴承玉.中医诊断学［M］.北京：中国医药科技出版社，2012.

［7］朱邦贤."辨证"与"辨病"［J］.上海中医药杂志，1995（3）：19.

［8］仝小林.论辨症、辨病、审因与辨证论治在临床中的应用［J］.中医杂志，2013，54（2）：93-95.

［9］许颖智，张军平.病证结合在中医辨证论治中的地位［J］.中华中医药学刊，2008，26（11）：2362-2364.

［10］任应秋.中医的辨证论治的体系［J］.中医杂志，1955（4）：19-21.

［11］张清苓，姜元安，李致重.论中医辨证方法及辨证论治体系［J］.北京中医药大学学报，2002，25（4）：5-9.

［12］吴瑕，郭志平.中医辨证论治和辨病论治［J］.时珍国医国药，2012，23（10）：2652-2653.

［13］张聚府.通腑法在治疗肺性脑病中的应用［J］.中国中医药信息杂志，2003，10（9）：74-75.

［14］凌方明，卢桂梅，陈景亮，等. 祛瘀化痰通腑法治疗急性脑梗

死临床与机理探要[J].中医药学刊,2004,22(8):1401-1404.

[15] 李名燕.通腑化痰治疗蛛网膜下腔出血[J].中国中医急症,2002,11(1):68.

[16] 李如英.符为民教授治疗脑病经验精要[J].辽宁中医药大学学报,2015,17(10):17-19.

[17] 鲍远程.中医脑病的历史沿革及其辨证论治研究[J].中医药临床杂志,2012,24(11):1029-1034.

[18] 朱林平,李侠,徐宗佩.论中医药临床"三辨论治"诊疗体系[J].辽宁中医杂志,2010,37(10):1938-1939.

[19] 童舜华.辨病与辨证论治的历史沿革[J].上海中医药杂志,2002(6):40-42.

[20] 牛建昭,陈家旭.对异病同治内涵的思考[J].中医药学报,2003,31(4):1-2.

[21] 任占利,郭蓉娟.中风病证候诊断标准的研究[J].北京中医药大学学报,1996,19(4):49-50.

[22] 翁维良.血瘀证及活血化瘀中西医结合研究新进展——第二届全国活血化瘀研究学术会议纪要[J].中西医结合杂志,1987(3):190-191.

[23] 林巧云.周仲瑛教授从"痰瘀"辨治高脂血症的临床经验及学术思想研究[D].南京:南京中医药大学,2017.

[24] 沈自尹,王文健.实践证明了中西医结合的重要性[J].中国中西医结合杂志,2004,24(12):1062-1063.

[25] 陈志强,吕立国.整体辨证、局部辨证与微观辨证——对现代中医辨证论治体系的思考[J].中国中西医结合杂志,2006,26(12):1126-1127.

[26] 杨树德,杨金菊.展望我国医学的腾飞与革命[J].中国中西医结合杂志,1992,12(7):436-437.

[27] 杨金菊,杨树德.浅谈中西医结合[J].中西医结合研究,2010,2(6):326-327.

[28] 李智.试论辨证与辨病的关系[J].贵阳中医学院学报,1996,18(3):1-2.

[29] 陈海龙,关凤林,周俊元.从中西医结合角度对阳明腑实证本质

的探讨[J].中国中西医结合杂志,1993,13(11):690-691.

[30]郑利平.中西医结合治疗癫痫40例[J].辽宁中医杂志,2012,39(2):317-318.

[31]梁浩荣,谌剑飞,宋颖.中西医结合治疗中风后抑郁症28例[J].中国中西医结合杂志,1999,19(3):178-179.

[32]李佳祥.中西医结合治疗脑梗死后遗症116例疗效分析[J].时珍国医国药,2013,24(10):2526-2527.

[33]王永炎,谢颖桢.化痰通腑法治疗中风病痰热腑实证的源流及发展(四)——中风后脑肠轴改变及化痰通腑法治疗痰热腑实证的效应机理[J].北京中医药大学学报(中医临床版),2013,20(4):1-4,10.

[34]柏树纲,姜凯.中医通法概论[J].辽宁中医杂志,2006(1):77.

[35]简文佳,时晶,田金洲.王永炎先生运用化痰通腑法治疗中风浅析[J].天津中医药,2015,32(2):65-67.

[36]毛帼粟,石腾腾,林雪娇,等.李鲜教授运用温下法治疗便秘临证经验[J].中国民族民间医药,2018,27(16):69-70.

[37]张越美,张毅,李金田,等.论仲景"通腑安脏"思想[J].中医研究,2018,31(11):9-11.

[38]刘禹舟,赵江滨.阳明病与脑的关系应用研究概况[J].内蒙古中医药,2013,32(33):112-113.

[39]苏丽梅.苦豆子生物碱对豚鼠胆囊运动功能影响的研究[D].银川:宁夏医科大学,2011.

[40]高慧.开窍通腑法对发热兔脑肠肽及免疫系统影响的实验研究[D].济南:山东中医药大学,2006.

[41]徐君霞.化痰通腹法配合西医疗法治疗急性缺血性中风160例临床观察[J].中国中医急症,2010,19(3):400-401.

[42]王新志,杨海燕,刘向哲,等.缺血性中风痰热腑实证与通腑法研究进展[J].中医药通报,2009,8(5):63-66.

[43]马驷.叶天士《临证指南医案》下法类方证治规律研究论文[D].昆明:云南中医学院,2013.

[44]吕超,于白莉,王雷.通腑法在内科常见危急重症中的运用[J].中国中医急症,2017,26(3):415-417.

［45］魏霞，刘向哲.通腑法在中风病急性期的运用［J］.河南中医，2002（1）：73-76.

［46］王邦才.通法发微［J］.中国医药学报，2003（3）：157-159.

［47］吴咸中，崔乃强，何清宇，等.通里攻下法在腹部外科疾病中的应用与基础研究［C］.第八届全国中西医结合普通外科临床与基础学术会议暨全国中西医结合外科危重病学习班论文汇编，2003：10-17.

［48］陈可冀，马晓昌.关于传统血瘀证的现代分类［J］.中国中西医结合杂志，2000（7）：487.

［49］史嵩海，祁占宁，项荣.李军从痰瘀论治脑病经验［J］.河南中医，2012，32（6）：683-685.

［50］欧凌君，郭伟聪，庄清芬.刘德桓教授运用温病理论辨治脑病的经验［J］.福建中医药，2013，44（6）：22-23.

［51］陈如泉.李今庸老师辨病与辨证相结合的学术思想浅探［J］.湖北中医学院学报，2004（4）：32-36.

［52］任玉乐.缺血中风诊断标准研究：证类诊断条目的筛选与优化［D］.广州：广州中医药大学，2012.

［53］李秀玉，王晓静，腰向颖，等.中医辨证与西医辨病浅析［J］.环球中医药，2013，6（2）：130-131.

［54］马贤聪.大脑中动脉供血区急性梗死患者颅内血流变化与中风阴阳类证及预后关系研究［D］.广州：广州中医药大学，2011.

［55］瞿金鸿，李炯侠，王子坪."六腑以通为用"在临床中的应用［J］.辽宁中医药大学报，2008（6）：21-23.

［56］苏景深，刘恩顺，孙增涛，等.通腑泻肺法对ALI/ARDS大鼠肠屏障的保护作用［J］.天津中医药，2018，35（12）：931-934.

［57］吴德峰，张英，陈璇，等.张圣德先生运用古方治疗粘连性肠梗阻经验［J］.中医临床研究，2018，10（30）：1-2.

［58］孙畋，刘可期，黄丽芳，等.通腑下淤法联合常规疗法治疗晚期癌性肠梗阻的临床观察［J］.临床合理用药杂志，2018，11（34）：69-70.

［59］邹文爽，邓厚波，王汉，等.刘铁军教授从"六腑以通为用"论治脾胃病经验［J］.亚太传统医药，2018，14（12）：123-124.

［60］李国臣，孔立，张飞虎，等.基于中医传承辅助系统治疗脓毒

症胃肠功能障碍方剂组方规律分析［J］.中国中医急症,2018,27（11）:1903-1905,1911.

［61］焦淑芳,喻红.温阳通腑降浊法治疗慢性肾衰竭阳虚浊毒证疗效观察［J］.湖南中医学院学报,2001（2）:51-52.

［62］路永坤.中风芪红利水胶囊对急性脑缺血大鼠脑组织中氨基酸、钙离子、含水量的影响［D］.郑州:河南中医学院,2007.

［63］苏刘涛.中风星蒌通服胶囊治疗急性缺血性中风痰热腑实证的临床研究［D］.郑州:河南中医学院,2008.

［64］王彦华.中风七虫益髓胶囊治疗急性缺血性中风的临床疗效观察及对TNF-α、IL-8的影响［D］.郑州:河南中医学院,2007.

［65］刘彩芳,李宁康.王新志教授应用大黄甘草汤治疗呕吐经验总结［J］.中医临床研究,2018,10（18）:85-86.

［66］牛永义.化痰通腑法对抗急性脑缺血损伤作用的实验研究［D］.郑州:河南中医学院,2004.

一、获奖项目目录

序号	获奖成果名称	获奖级别及形式	主要完成人	获奖编号	授奖单位	获奖成果内容简介
1	中风星蒌通腑胶囊治疗急性缺血性中风痰热腑实证机理及其新药研究	河南省科技进步二等奖	王新志（1）	2004-J-157-R01/10	河南省人民政府	应用中风星蒌通腑胶囊治疗急性缺血性中风痰热腑实证有利于恢复患者的症状和神经功能，提高其生活能力
2	中风星蒌通腑胶囊治疗急性缺血性中风痰热腑实证机理及其新药研究	河南省科技成果奖一等奖	王新志（1）	豫教［2004］03491号	河南省教育厅	应用中风星蒌通腑胶囊治疗急性缺血性中风痰热腑实证有利于恢复患者的症状和神经功能，提高其生活能力
3	中华实用中风病大全	河南省优秀著作奖一等奖	王新志（1）	豫教［2000］00460号	河南省教育厅	对全国中医、西医、中西医结合专业专病之临床、教学、科研工作具有重要的指导意义
4	中华实用中风病大全	河南省科技进步奖三等奖	王新志（1）	00357	河南省科学进步奖评审委员会	对全国中医、西医、中西医结合专业专病之临床、教学、科研工作具有重要的指导意义

续表

序号	获奖成果名称	获奖级别及形式	主要完成人	获奖编号	授奖单位	获奖成果内容简介
5	为自己开方	第四届河南省社会科学普及优秀作品特等奖	王新志（1）	011	河南省社会科学界联合会	使用通俗易懂的语言将中医中药知识普及给大众，指导人们在日常生活未病先防、已病防变
6	急性缺血性中风中医综合治疗方案和疗效评价的示范研究	广州中医药大学科技进步奖特等奖	王新志（1）	2007-04	广州中医药大学	系统整理、总结、创新中风病中医诊疗方案，旨在规范本病中医治疗
7	颅内血肿微创穿刺清除技术治疗高血压性脑出血引进及推广	河南省医学新技术引进奖二等奖	王新志（1）	2010-YX-028-R01/10	河南省卫生厅	引进并开展新技术，为脑出血的治疗提供新方法，成功挽救大量患者
8	龟羚熄风胶囊治疗缺血性中风的临床与实验研究	河南省科学技术进步奖二等奖	王新志（2）	2001-J-103-R02/08	河南省人民政府	创建新药为中风病的治疗提供方法
9	中医药治疗艾滋病的基础理论与临床证治规律研究	河南省中医管理局一等奖	王新志（3）	2006-1-001	河南省中医管理局	为更深入的研究奠定了文献学基础，探讨治疗艾滋病中药研究趋势，为中医药对艾滋病的诊治及科研提供了新思路
10	中风回言胶囊疗效及作用机理的研究	河南省科技进步二等奖	王新志（2）		河南省人民政府	

续表

序号	获奖成果名称	获奖级别及形式	主要完成人	获奖编号	授奖单位	获奖成果内容简介
11	缺血性中风早期康复和避免复发中医方案研究	中华中医药学会科学技术奖一等奖	王新志（10）	201101-08LC-96-R-07	中华中医药学会	通过对缺血性中风患者早期康复及避免复发方案的研究，为中风病早期治疗及防止复发提供中医治疗方案，充分体现了中医特色
12	缺血中风急性期阴阳类证辨证体系构建及应用研究	中华中医药学会科学技术奖一等奖	王新志（10）	200801-051LC-21-R-10	中华中医药学会	创建了全新的中风病辨证方法，并形成体系，以指导广大临床工作者
13	基于禀赋概念的"五态人"与中风发病相关性	河南省中医管理局一等奖	王新志（2）	2016-1-006	河南省中医管理局	通过研究体质及中风发病的关系，为中风病防治提供新思路
14	基于禀赋概念的"五态人"与中风发病相关性	河南省科学技术进步奖三等奖	王新志（2）	2017-J-309-R02/07	河南省人民政府	通过研究体质及中风发病的关系，为中风病防治提供新思路
15	基于禀赋概念的"五态人"与中风发病相关性	河南省教育厅科技成果奖一等奖	王新志（2）	豫教〔2017〕3829号	河南省教育厅	通过研究体质及中风发病的关系，为中风病防治提供新思路
16	基于禀赋概念的"五态人"与中风发病相关性	中华中医药学会科学技术奖三等奖	王新志（3）	201803-23JC-19-R-03	中华中医药学会	通过研究体质及中风发病的关系，为中风病防治提供新思路

二、著作目录

序号	完成人	著作名称	出版社	统一书号	出版时间
1	主编	中华实用中风病大全	人民卫生出版社	ISBN 978-7-1170-2433-4	1996
2	主编	中风脑病诊疗全书（第一版）	中国医药科技出版社	ISBN 978-7-5067-2037-X	2000
3	主编	中风急症	天津科技翻译出版公司	ISBN 978-7-5433-0640-0	1994
4	主编	中风病	河南科学技术出版社	ISBN 978-7-5349-4386-7	2010
5	第一编著	为自己开方：名老中医的特效养生妙招	江苏人民出版社	ISBN 978-7-2140-5979-6	2009
6	第一编著	给自己开方：名老中医的特效家庭自助疗法	中国中医药出版社	ISBN 978-7-5132-2250-1	2015
7	主编	中医脑病主治医生480问	中国协和医科大学出版社	ISBN 978-7-8113-6528-3	2012
8	独著	有情之品疗有情之身	中国中医药出版社	ISBN 978-7-5132-4132-8	2018
9	主编	中医内科急症临床	中国医药科技出版社	ISBN 978-7-5067-0738-1	1993
10	主编	特发性结肠炎证治	天津科技翻译出版公司	ISBN 978-7-5433-0675-1	1994
11	主编	中风脑病诊疗全书（第二版）	中国中医药出版社	ISBN 978-7-5132-3829-8	2017
12	独著	王新志学术思想与经验辑要	中国中医药出版社	ISBN 978-7-5132-6571-3	2021
13	副主编	实用中风病康复学	人民卫生出版社	ISBN 978-7-1171-3376-0	2010
14	副主编	神经病学	人民军医出版社	ISBN 978-7-8019-4776-5	2006

三、代表性论文目录

［1］王新志，宫洪涛，王海军.中风失语中医研究述评［J］.北京中医药大学学报，1996，19（1）：6-9.

［2］王新志，刘向哲.中风病中医治疗10法［J］.中医杂志，2002，43（4）：305-307.

［3］王新志，李燕梅，刘向哲，等.中风星蒌通腑胶囊治疗急性缺血性中风120例［J］.中华中医药学刊，2002，20（2）：153-154.

［4］王新志.中风证治［J］.河南中医，2001，21（4）：1-3.

［5］王新志，李燕梅，张金生.《内经》论中风病因钩玄［J］.北京中医药大学学报，2002，25（3）：14-15.

［6］王新志，刘建浩.《内经》论中风浅谈［J］.中医学报，2003，18（2）：6-8.

［7］王新志，王海军，李燕梅.中风失语研究述评［J］.中医杂志，2005，46（1）：68-70.

［8］王新志.浅谈"心气实则笑不休"［J］.中医杂志，2007，48（5）：473-474.

［9］王新志，杨海燕，刘向哲，等.缺血性中风痰热腑实证与通腑法研究进展［J］.中医药通报，2009，8（5）：63-66.

［10］王新志.中风病恢复期当心肾与脑同治本虚标实兼顾［J］.北京中医药大学学报(中医临床版)，2010，17（6）：27-28.

［11］王新志，王双利.通腑疗法预防脑卒中相关性肺炎的临床研究［J］.中医学报，2010，25（4）：630-632.

［12］王新志，贺光临.王新志教授治疗慢性头痛经验介绍［J］.中医临床研究，2013（9）：89-89.

［13］王新志，朱盼龙.王新志教授运用乌头治疗中风的经验［J］.中医临床研究，2012（23）：96-97.

［14］王新志，朱盼龙.三期辨治可逆性后部白质脑病综合征初探［J］.中医学报，2014，29（9）：1369-1370.

［15］王新志，彭壮.耳石症手法复位后残余症状的中医治疗思维［J］.中医药通报，2014，19（6）：30-31.

［16］王新志，张艳博.益气举陷法治疗中风后吞咽障碍案例举隅［J］.中国中医药现代远程教育，2015，13（1）：123-124.

［17］王新志，许可可.虫类药治疗中风研究现状［J］.北京中医药，2015，34（7）：526-528.

［18］王新志，姜守军，吴静.电刺激小脑顶核治疗急性脑梗死的临床疗效观察［J］.中风与神经疾病杂志，2002，19（1）：41-42.

［19］王新志，李燕梅.中成药上市后再评价的现状与思考［J］.中国新药杂志，2006，15（18）：1517-1519.

［20］王新志，姬令山.中风后悲哭辨证论治3则［J］.新中医，2010（3）：121-122.

［21］王新志.控制血压，改掉"四个快、一个坏"［J］.家庭科学，2011（1）：21.

［22］王新志.自制雾化排痰法［J］.家庭保健，2011（5）：48.

［23］王新志，何世桢.骨质疏松用土元和骨碎补就能修复如初［J］.中华养生保健，2011（1）：58.

［24］王新志，代景娜.通腑法治疗急性缺血性中风40例临床观察［J］.国际中医中药杂志，2011，33（6）：541-543.

［25］王新志.百会穴实乃"百岁穴"［J］.医药与保健，2011，18（2）：62.

［26］王新志，张鲁峰，陈尚琼，等.葛根素注射液治疗内耳眩晕病56例临床观察［J］.国际医药卫生导报，2001（10）：48-49.

［27］赵敏，王新志.通腑化痰法对急性出血性中风血肿吸收速度与神经功能的影响［J］.中华中医药学刊，2002，20（4）：429-430.

［28］荆志伟，周志焕.活血化瘀法治疗急性出血性中风的探讨［J］.中医研究，2002，15（4）：2-4.

［29］缪晓路，黄燕，裴建，等.缺血中风急性期应用阴阳辨证的证候分级回归分析［J］.中西医结合心脑血管病杂志，2007，5（12）：1166-1167.

［30］潘峰，郭建文，王新志，等.急性缺血性中风综合治疗方案多中心临床试验研究［J］.天津中医药，2007，24（6）：458-461.

［31］刘向哲，郭蕾，王新志，等.论禀赋的先天实质和后天表现［J］.

北京中医药大学学报，2007，30（9）：587-589.

［32］李燕梅，王新志.从单味中药颗粒剂的利弊探讨单味中药剂型的改革［J］.中国中医药科技，2007，14（5）：359-360.

［33］刘向哲，王永炎，王新志.论《黄帝内经》的禀赋学思想［J］.中医杂志，2007，48（12）：1131-1133.

［34］张跃红，王新志.降压增视汤治疗高血压性视网膜病变32例临床观察［J］.河南中医，2007，27（6）：50-51.

［35］刘向哲，王新志，王永炎.试论禀赋与中风病的相关性［J］.中华中医药杂志，2007，22（11）：754-756.

［36］杨国防，王新志.王新志教授从肠胃论治中风经验［J］.河南中医，2009，29（5）：444-445.

［37］路永坤，冯国磊，关运祥，等.中风芪红利水胶囊对脑缺血大鼠脑组织的影响［J］.时珍国医国药，2009，20（12）：2992-2994.

［38］李燕梅，王新志，张慧永.培元通脑胶囊治疗脑卒中后假性球麻痹40例［J］.中国医学创新，2011，8（32）：28-29.

［39］付渊博，邹忆怀，王新志.星蒌通腑汤治疗急性缺血性中风痰热腑实证临床观察［J］.中华中医药学刊，2010，28（3）：668-670.

［40］代景娜，王新志.升陷汤治疗眼肌型重症肌无力一例［J］.国际中医中药杂志，2010（3）：266.

［41］王双利，王新志.交泰丸合磁朱丸治疗顽固性失眠的临证心得［J］.光明中医，2010，25（4）：593-595.

［42］王菁婧，索爱琴，王新志，等.高同型半胱氨酸血症患者个体化治疗疗效分析［J］.郑州大学学报（医学版），2011，46（2）：291-293.

［43］刘向哲，王新志，王永炎.基于禀赋概念的"五态人"与中风发病相关性初步研究［J］.中国中医基础医学杂志，2011，17（8）：910-911.

［44］李小云，王新志.中医综合治疗椎-基底动脉供血不足性眩晕50例［J］.光明中医，2011，26（2）：274-275.

［45］刘向哲，王新志，王永炎.试论禀赋与体质的关系［J］.北京中

医药大学学报，2011，34（7）：441-443.

［46］曹玮，张振强，王新志.中风芪红利水饮治疗缺血性中风的临床疗效及对血管内皮功能的影响［J］.中医学报，2011，26（1）：74-76.

［47］刘延浩，王新志.结节性硬化症从痰论治［J］.光明中医，2011，26（3）：466-467.

［48］江利敏，王新志，李燕梅.甲亢性周期性麻痹的临床诊治分析［J］.医药论坛杂志，2012，33（10）：91-92.

［49］刘向哲，王新志，杨国防.扶正固本法治疗脑梗死疗效观察［J］.中国实用神经疾病杂志，2012，15（5）：49-51.

［50］江利敏，王新志，李燕梅，等.多巴反应性肌张力障碍36例临床分析［J］.中国实用神经疾病杂志，2012，15（20）：20-21.

［51］江利敏，尤晓涵，王新志，等.数字减影血管造影首次阴性蛛网膜下腔出血患者的病因及诊治对策［J］.中国实用神经疾病杂志，2013，16（3）：12-14.

［52］刘向哲，王新志，王永炎.试论禀赋与遗传的关系［J］.中国中医基础医学杂志，2013，19（4）：458-459.

［53］刘向哲，王新志，王聪.健脾补肾活血方对脑梗死患者神经功能缺损和T细胞亚群的影响［J］.中国实验方剂学杂志，2013，19（3）：279-282.

［54］朱现民，尹连海，张敏，等.针灸治疗血管性痴呆现状［J］.河南中医，2013，33（6）：950-952.

［55］朱现民，霍尚飞，卢璐，等.天突穴在救治危急病症中的应用［J］.中国针灸，2013，33（6）：523-525.

［56］谷建云，王新志.浅谈寒热并举在中医方剂配伍中的应用［J］.中国中医基础医学杂志，2013，19（6）：625-626.

［57］徐泽合，王新志.柴胡加龙骨牡蛎汤治疗肝郁脾虚型慢性疲劳综合征42例［J］.河南中医，2013，33（6）：847-848.

［58］许蒙，王新志.王新志教授治疗眼轮匝肌痉挛临床经验总结［J］.光明中医，2014，29（4）：820-821.

［59］杨海燕，王新志，朱盼龙.通腑法在重症脑血管病中的应用体会［J］.现代中医临床，2014，21（2）：13-14.

［60］毛峥嵘，王新志.王新志教授治疗中风通腑后腹胀痛经验举隅［J］.现代中医临床，2014，21（2）：15-16.

［61］付渊博，孙敬青，宣雅波，等.基于GEE模型评价中医综合方案对缺血性中风患者神经功能损伤的临床观察［J］.中华中医药杂志，2015，30（3）：952-955.

［62］郭昊睿，王新志.中医药治疗中风后肩手综合征思路［J］.中医药通报，2015，14（5）：45-46.

［63］贾翔，朱敏，王新志.星蒌通腑汤治疗急性缺血性中风痰热腑实证30例［J］.河南中医，2015，35（6）：1272-1273.

［64］赵慧鹍，王新志.王新志教授运用炙甘草汤的经验浅探［J］.中国中医药现代远程教育，2015，13（2）：23-24.

［65］许可可，王新志.王新志从风论治前庭性偏头痛经验［J］.中医药通报，2015，14（6）：27-28.

［66］付渊博，王麟鹏，赵因，等.中医综合方案对脑梗死患者NIHSS评分的影响［J］.北京中医药，2016，35（4）：295-298.

［67］魏戌，谢雁鸣，常艳鹏，等.中医药干预缺血性中风病3年随访结局评价［J］.中华中医药杂志，2016，31（10）：3970-3976.

［68］曾利敏，张亚男，王新志.王新志教授治疗脑血管病后汗证的经验［J］.国医论坛，2016，31（2）：19-20.

［69］张亚男，曾利敏，王新志.王新志教授从肝脾论治抑郁躯体化头部症状经验［J］.国医论坛，2016，31（3）：29-30.

［70］周红霞，刘学文，程先宽，等.芳香解语汤治疗大脑前循环梗塞后运动性失语的临床观察［J］.中国中医基础医学杂志，2016，22（9）：1206-1207，1235.

［71］王小燕，杨帅，汪道静，等.王新志从奇恒论治小脑萎缩经验拾零［J］.国医论坛，2017，32（3）：13-15.

［72］汪道静，杨帅，王小燕，等.王新志教授运用温阳解郁法治疗郁证经验［J］.国医论坛，2017，32（5）：18-19.

［73］王彦华，杨国防，周红霞，等.针刺阿呛组穴治疗脑卒中后假性球麻痹吞咽困难的临床研究［J］.辽宁中医杂志，2017，44（11）：2398-2400.

［74］李代均，王新志.王新志老中医用磁朱丸治疗耳鸣、脑鸣经验探讨总结［J］.中医临床研究，2017，9（36）：104-105.

［75］黄丽萍，孙玲莉，张晓霞.针刺配合康复训练治疗中风后吞咽障碍临床观察［J］.陕西中医，2011，32（3）：329-330.

［76］许蒙，王新志.黄连阿胶汤加味治疗更年期失眠应用举隅［J］.光明中医，2017，32（8）：1190-1191.

［77］许蒙，王新志."胃不和则卧不安"——其实"卧不安"则"胃也不和"［J］.光明中医，2017，32（6）：783-784.

［78］刘向哲，母少华，王新志.颅内血肿微创穿刺清除术对高血压脑出血患者hs-CRP及D-二聚体的影响［J］.中国实用神经疾病杂志，2017，20（3）：28-30.

［79］周红霞，王彦华，刘向哲，等.脑血疏口服液治疗气虚血瘀型急性脑梗死的临床研究［J］.中国新药杂志，2017，26（12）：1423-1427.

［80］刘向哲，郭鹏飞，王新志.颅内血肿微创穿刺清除术治疗高血压脑出血的Meta分析［J］.中国中西医结合急救杂志，2017，24（3）：257-261.

［81］王孟秋，王新志.王新志教授运用甘草泻心汤治疗灼口综合征验案举隅［J］.光明中医，2018，33（17）：2496-2497.

［82］王灿，王新志.浅谈对中医"眩晕"病名的思考［J］.中医药通报，2018，17（4）：34-35，41.

［83］孙永康，刘彩芳，杨海燕，等.中医药治疗中风后肢体疼痛研究进展［J］.光明中医，2018，33（11）：1673-1675.

［84］林燕杰，王新志.王新志教授治疗不明原因发作性疾病验案2则［J］.光明中医，2018，33（8）：1186-1187.

［85］孙永康，杨海燕，王新志.王新志应用猪牙皂治疗脑系疾病经验［J］.中国中医基础医学杂志，2019，25（9）：1238-1240.

［86］路永坤，王新志，杨国防，等.平肝补肾法联合肌肉起止点针刺对中晚期帕金森病患者运动、平衡功能及日常生活活动能力的影响［J］.广州中医药大学学报，2020，37（10）：1907-1912.

［87］丁亮吾，王新志.小续命汤联合针刺治疗脑梗死后肢体功能障碍

60例［J］.河南中医，2020，40（7）：1051-1053.

［88］邝玉慧，陈欣菊，徐方飚，等.基于网络药理学和分子对接探讨不换金正气散治疗新型冠状病毒肺炎分子机制研究［J］.中药药理与临床，2020，36（4）：52-58.

［89］孙永康，王新志，杨海燕.王新志教授治疗脑出血与脑梗死用药比较［J］.中西医结合心脑血管病杂志，2020，18（12）：1973-1975.

［90］徐方飚，王新志，邝玉慧，等.基于网络药理学预测小麦抗抑郁作用机制［J］.中华中医药学刊，2020，38（9）：124-127，268-269.

［91］王博，王新志.王新志调整脏腑气机治疗情志病经验［J］.中医杂志，2020，61（11）：954-956.

［92］康紫厚，王新志.王新志教授运用"子午流注理论"治疗顽固性失眠心悟掇萃［J］.亚太传统医药，2020，16（5）：79-81.

［93］许蒙，王新志.从圆运动理论治疗不寐［J］.中医学报，2020，35（4）：746-749.

［94］路永坤，王新志，刘向哲，等.参归通络汤对严重狭窄大脑中动脉远端脑组织低灌注区侧支循环的影响［J］.中国老年学杂志，2020，40（7）：1376-1379.

［95］孙永康，徐方飚，王新志.王新志教授在脑病中运用轻清走上之品经验［J］.中医研究，2020，33（3）：42-45.

［96］康紫厚，王新志，王建萍.天智颗粒治疗风阳上扰型前庭阵发症的疗效及对中医眩晕程度分级评分、DHI评分的影响［J］.中西医结合心脑血管病杂志，2020，18（5）：738-741.

［97］孙永康，杨海燕，王新志.王新志分期论治郁证经验［J］.中国中医基础医学杂志，2020，26（1）：132-134.

［98］杨海燕，王新志，孙永康.王新志教授治疗脑梗死药-证-症分析研究［J］.中西医结合心脑血管病杂志，2020，18（1）：137-142.

四、培养博士、硕士研究生及拜师弟子

1. 协助王永炎院士培养博士研究生2人

姓名	性别	学习时间	现工作单位	职务	职称	毕业论文
杨辰华	男	2003年	河南省中医药研究院	科主任	主任医师	玄府理论及其在血管性痴呆治疗中的应用研究
刘向哲	男	2008年	河南中医药大学第一附属医院	科主任	主任医师	禀赋概念的现代诠释及与中风发病相关性研究

2. 独立培养博士研究生10人

姓名	性别	学习时间	现工作单位	职务	职称	毕业论文
杨海燕	女	2012—2015年	河南中医药大学第一附属医院		副主任医师	名老中医王新志教授学术思想及治疗中风病学术经验整理与研究
毛峥嵘	男	2012—2015年	河南中医药大学第一附属医院	科主任	主任医师	王新志教授辨治风后通腑学术思想和临床经验整理及临床应用研究
张艳博	女	2015—2019年	河南中医药大学第一附属医院		住院医师	通腑方干预脑卒中痰热腑实证预防卒中相关性肺炎发生的机制
李代均	男	2020年至今	河南中医药大学		住院医师	
孙永康	男	2020年至今	河南中医药大学		住院医师	
王丹	男	2021年至今	河南中医药大学第一附属医院		主治医师	
沈博	女	2021年至今	河南中医药大学第一附属医院		主治医师	
郭迎树	女	2021年至今	河南中医药大学第一附属医院		主治医师	
李纪高	男	2021年至今	河南中医药大学第一附属医院		主治医师	
徐方飚	男	2022年至今	河南中医药大学		住院医师	

3.培养的硕士研究生继续深造其他院校博士学位18人

姓名	性别	学习时间	现工作单位	职务	职称	博士就读院校
赵敏	男	2003—2006年	河南中医药大学第一附属医院	副院长	主任医师	天津中医药大学
张文立	男	2006—2009年	河北工程大学医学院	中医系临床教研室主任	副教授	上海中医药大学
荆志伟	男	2004—2007年	中国中医科学院	副处长	研究员	中国中医科学院
裴卉	女	2006—2009年	中国中医科学院西苑医院		副主任医师	北京中医药大学
周红霞	女	2018年至今	河南中医药大学第一附属医院		主任医师	河南中医药大学
杨克勤	女	2013—2016年	河南中医药大学第一附属医院		主任医师	山东中医药大学
刘建浩	男	2007—2010年	三亚市中医院	副院长	主任医师	上海中医药大学
耿振平	女	2004—2007年	河南省中医药研究院		主治医师	河南中医药大学
王彦华	女	2013—2016年	河南中医药大学第一附属医院		主任医师	山东中医药大学
关运祥	男	2018年至今	河南中医药大学第一附属医院		副主任医师	河南中医药大学
路永坤	男	2007—2010年	河南中医药大学第一附属医院		主治医师	广州中医药大学
吴彦青	男	2008—2011年	首都医科大学附属北京中医医院		副主任医师	北京中医药大学
姬令山	男	2008—2011年	河南省中医院		副主任医师	广州中医药大学
付渊博	男	2008—2011年	首都医科大学附属北京中医医院	针灸科主任	副主任医师，副教授	北京中医药大学
贾翔	男	2009—2012年	广州市中西医结合医院		副主任医师	广州中医药大学
王小燕	女	2018—2021年	河南中医药大学第一附属医院		住院医师	湖北中医药大学
王孟秋	女	2019年至今	湖北中医药大学		住院医师	湖北中医药大学
王博	女	2020年至今	中国中医科学院		住院医师	中国中医科学院

4.培养硕士研究生87人

序号	姓名	性别	学习时间	现工作单位	职务	职称	毕业论文
1	赵敏	男	1998—2001年	河南中医药大学第一附属医院	副院长	主任医师	黄芪合剂对中风等危重病应激性胃粘膜病变的治疗作用及其机制的临床研究
2	高祖明	男	1998—2001年	浙江大学医学院附属第二医院		主任医师	通腑化痰法抗大鼠急性脑缺血再灌注损伤作用的实验研究
3	刘向哲	男	1999—2002年	河南中医药大学第一附属医院	脑病一区科主任	主任医师	中风星蒌通腑胶囊对急性脑缺血大鼠脑组织中兴奋性氨基酸钙离子及含水量的影响
4	张鲁峰	女	1999—2002年	武警河南总队医院	科副主任	副主任医师	通腑化痰法对抗急性脑缺血损伤作用的实验研究
5	张曙霞	女	1999—2002年	蓬莱市中医院		副主任医师	中风星蒌通腑胶囊对急性脑缺血再灌注损伤作用机制的实验研究
6	孙佩然	女	2000—2003年	香港科技大学生命科学部	访问学者	助理研究员	不同黄芪用量的补阳还五汤对气虚血瘀型缺血性中风大鼠的实验研究
7	杨海燕	女	2000—2003年	河南中医药大学第一附属医院		副主任医师	黄芪不同剂量补阳还五汤对脑缺血大鼠保护作用的实验研究
8	张文立	男	2001—2004年	河北工程大学医学院	康复治疗系临床教研室主任	副教授	中风星蒌通腑治疗缺血性中风机理研究
9	牛永义	男	2001—2004年	平煤神马集团总医院	中医科主任	主任医师	通腑化痰法对抗急性脑缺血损伤作用的实验研究

续表

序号	姓名	性别	学习时间	现工作单位	职务	职称	毕业论文
10	荆志伟	男	2001—2004年	中国中医科学院	副处长	研究员	星蒌承气汤治疗缺血性中风机理研究
11	吴涛	男	2002—2005年	河南推拿职业学院	教务处长	副主任医师	中风回言胶囊临床疗效观察及作用机理研究
12	李中良	男	2002—2005年	河南推拿职业学院	河南推拿职业学院党委委员、副院长		中风芪红利水饮对中风气血血瘀水湿停滞证患者血清SOD、MDA含量的影响
13	刘敬平	女	2002—2005年	洛阳协和医院	所长	主任医师	中风芪红利水饮治疗缺血性脑中风临床研究及对TXB_2、$6-K-PGF1\alpha$的影响
14	罗继红	女	2002—2005年	河南省中医药研究院附属医院		副主任医师	中风芪红利水饮对缺血性中风患者细胞因子影响的临床研究
15	曹玮	女	2002—2005年	河南中医药大学继续教育学院		副主任医师	中风芪红利水饮对缺血性中风气虚血瘀水停证患者血管内皮功能的影响
16	裴卉	女	2002—2005年	中国中医科学院西苑医院		副主任医师	益气养阴活血法对糖尿病性脑血管内皮细胞凋亡作用及机理的实验研究
17	周红霞	女	2003—2006年	河南中医药大学第一附属医院		副主任医师	中风芪红利水饮对急性脑缺血模型大鼠血清一氧化氮(NO)、内皮素(ET)及脑组织含水量的影响

续表

序号	姓名	性别	学习时间	现工作单位	职务	职称	毕业论文
18	杨克勤	女	2003—2006年	河南中医药大学第一附属医院		主任医师	中风七虫益髓胶囊对缺血性中风患者临床疗效及血管内皮功能的影响
19	王山	男	2003—2006年	南阳市中心医院		副主任医师	中风星蒌通腑饮对急性缺血性中风患者血管内皮细胞功能的影响
20	尹亚东	男	2003—2006年	舞阳县人民医院	副院长	主任医师	缺血性进展型卒中相关多因素分析及与中医辨证分型关系的研究
21	刘建浩	男	2003—2006年	三亚市中医院	副院长	主任医师	芪红利水饮治疗缺血性中风SOD、MDA研究
22	负建业	男	2003—2006年	安阳市中医院	科副主任	副主任医师	中风芪红利水饮对急性脑缺血大鼠血浆PGI_2、TXA_2及再灌注损伤的影响
23	耿振平	女	2004—2007年	河南省中医药研究院		主治医师	中风芪红利水胶囊对急性脑缺血大鼠脑组织中SOD、MDA含量的影响
24	王彦华	女	2004—2007年	河南中医药大学第一附属医院		主任医师	中风七虫益髓胶囊治疗急性缺血性中风的临床疗效观察及对TNF-α、IL-8的影响
25	何岩莉	女	2004—2007年	河南中医药大学第一附属医院	超声科主任	主任医师	镇晕方治疗椎-基底动脉供血不足性眩晕的临床研究

续表

序号	姓名	性别	学习时间	现工作单位	职务	职称	毕业论文
26	张跃红	女	2004—2007年	河南中医药大学第一附属医院		主任医师	增视益明丸治疗高血压眼底改变的临床观察
27	王荣荣	女	2004—2007年	河南理工大学医学院		讲师	中风芪红利水胶囊对急性脑缺血大鼠脑组织中血栓素B_2、6-酮-前列环素$F1\alpha$的影响
28	关运祥	男	2004—2007年	河南中医药大学第一附属医院		副主任医师	中风芪红利水胶囊对急性缺血性大鼠凝血纤溶机制的影响
29	路永坤	男	2004—2007年	河南中医药大学第一附属医院		主治医师	中风芪红利水胶囊对急性脑缺血大鼠脑组织中氨基酸、钙离子、含水量的影响
30	辛辛	男	2004—2007年	黄河科技学院附属医院		主治医师	中风芪红利水胶囊对急性脑缺血大鼠脑组织肿瘤坏死因子、白介素8及病理变化的影响
31	苏刘涛	男	2005—2008年				中风星蒌通腑胶囊治疗急性缺血性中风痰热腑实证的临床研究
32	吴彦青	男	2005—2008年	首都医科大学附属北京中医医院		副主任医师	中风芪红利水胶囊对急性脑缺血大鼠血液流变学及病理组织学的影响
33	姬令山	男	2005—2008年	河南省中医院		副主任医师	聪智颗粒治疗血管性痴呆（脾肾两虚兼痰瘀阻窍证）的临床研究

续表

序号	姓名	性别	学习时间	现工作单位	职务	职称	毕业论文
34	付渊博	男	2005—2008年	首都医科大学附属北京中医医院	针灸科主任	副主任医师,副教授	中风星蒌通腑胶囊治疗缺血性中风急性期(痰热腑实挟瘀证)的临床研究
35	孙莉	女	2005—2008年	郑州大学第三附属医院		副主任医师	穴位注射治疗精血不足及脾肾亏虚型脑瘫的临床研究
36	王亮	男	2005—2008年	郑州大学第三附属医院	科主任	副主任医师	穴位注射结合功能训练治疗痉挛性脑性瘫痪临床研究
37	贾翔	男	2006—2009年	广州市中西医结合医院		副主任医师	出血性中风急性期"瘀热阻窍证"临床调查研究
38	赵瑞霞	女	2006—2009年	郑州人民医院		副主任医师	缺血性中风"病证结合、方证相应"的临床研究
39	杨国防	男	2006—2009年	河南中医药大学第一附属医院		主治医师	缺血性中风常见中医体质类型与证候的相关性研究
40	董旭辉	男	2006—2009年	河南中医药大学第三附属医院		副主任医师	灯盏生脉胶囊治疗缺血性中风恢复期的临床研究
41	王双利	女	2007—2010年	中国人民解放军联勤保障部队第九八八医院		主治医师	中医综合方案治疗早期缺血性中风的临床研究
42	虞璐	女	2008—2011年	郑州大学第五附属医院		副主任医师	针刺配合吞咽训练治疗脑卒中后吞咽障碍临床研究
43	李峥亮	女	2008—2011年	河南大学淮河医院		主治医师	缺血性中风常见体质类型与可干预性危险因素的相关性研究

续表

序号	姓名	性别	学习时间	现工作单位	职务	职称	毕业论文
44	李小云	女	2008—2011年	郑州大学第一附属医院		主治医师	中医综合治疗椎-基底动脉供血不足性眩晕
45	代景娜	女	2008—2011年	郑州人民医院		主治医师	急性缺血性中风临床路径的临床研究
46	刘延浩	男	2008—2011年	开封市中心医院		主治医师	苁蓉总苷胶囊治疗血管性痴呆临床观察
47	张慧永	男	2009—2012年	安阳市中医院		主治医师	针刺阿呛组穴治疗缺血性脑卒中假性球麻痹吞咽困难的临床研究
48	丁亮吾	男	2009—2012年	许昌市人民医院	康复科主任	副主任医师	芪蛭通络胶囊治疗脑梗恢复期（气虚痰瘀络阻证）临床研究
49	郭利娟	女	2009—2012年	濮阳市中医院		主治医师	针刺阿呛穴治疗脑卒中假性球麻痹吞咽困难的中西医机制探讨
50	陈卓	男	2009—2012年	北京东方艾美生物技术有限公司	运营总监		地黄饮子对复发性中风肝肾亏虚型尿失禁的临床研究
51	兰卫洁	女	2009—2012年	濮阳市油田总医院		主治医师	丹红注射液治疗急性脑梗死临床观察及对Lp（a）、hs-CRP影响
52	贺光临	男	2010—2013年	宝安区人民医院		全科主治医师	缺血性中风复发常见体质类型调查与可干预性危险因素的研究

续表

序号	姓名	性别	学习时间	现工作单位	职务	职称	毕业论文
53	王学凯	男	2010—2013年	新乡市中心医院		主治医师	天龙通络胶囊治疗脑梗死恢复期（中经络风痰瘀阻证）临床观察
54	康紫厚	男	2011—2014年	郑州市第二人民医院		主治医师	甜梦口服液联合帕罗西汀治疗缺血性中风后焦虑抑郁共病（肾虚证）的临床研究
55	朱盼龙	男	2011—2014年	许昌市中医院		主治医师	芪红利水饮配合微创血肿清除术治疗脑出血的临床研究
56	许蒙	女	2011—2014年	河南中医药大学第三附属医院		主治医师	黄连阿胶胶囊治疗不寐（阴虚火旺证）临床研究
57	彭壮	男	2012—2015年	漯河市中医院		主治医师	加味旋覆代赭汤治疗缺血性中风后呃逆症的临床研究
58	张艳博	女	2012—2015年	河南中医药大学第一附属医院		住院医师	中医药治疗缺血性中风恢复期丘脑痛的临床观察
59	赵慧鹍	女	2012—2015年	长垣县妇幼保健院		主治医师	中风参芪通络颗粒剂治疗缺血性中风后（恢复期）疲劳（气虚血瘀证）的临床观察
60	许可可	女	2013—2016年	郑州市中心医院		住院医师	解郁丸对缺血性卒中后抑郁及脑源性神经营养因子（BDNF）的影响
61	张亚男	女	2013—2016年	郑州市第二人民医院		住院医师	丹红注射液对血瘀型急性缺血性中风患者血清PLGF的影响

续表

序号	姓名	性别	学习时间	现工作单位	职务	职称	毕业论文
62	曾利敏	女	2013—2016年	郑州市第七人民医院		住院医师	冰红酒剂配合康复训练对缺血性脑卒中后肩手综合征早期的临床研究
63	赵俊朝	男	2014—2017年	郑州市第二人民医院		住院医师	王新志教授对缺血性卒中后汗证相关学术思想的研究
64	郭昊睿	男	2014—2017年	开封市第二人民医院		住院医师	柴芩温胆汤加减治疗缺血性卒中后失眠（肝郁痰热型）的临床研究
65	汪道静	女	2015—2018年	河南省直第三人民三院		住院医师	王新志教授运用经方从五脏论治情志病经验总结
66	王小燕	女	2015—2018年	湖北中医药大学		住院医师	王新志教授治疗郁证学术思想及用药规律探讨
67	陈俊华	女	2015—2018年	河南中医药大学第一附属医院		住院医师	针刺阿呛组穴治疗缺血性中风后吞咽障碍的临床疗效分析
68	李代均	男	2015—2018年（韩国留学生）	河南中医药大学		住院医师	龟鹿二仙胶治疗EAMG小鼠的免疫学机制探讨
69	王孟秋	女	2016—2019年	湖北中医药大学		住院医师	王新志教授从痰论治脑系疑难病学术思想研究
70	林燕杰	女	2016年—2019年	郑州市第七人民医院		住院医师	王新志教授运用虫类药治疗脑系疾病学术思想研究

续表

序号	姓名	性别	学习时间	现工作单位	职务	职称	毕业论文
71	王灿	女	2017—2020年	驻马店市中医院		住院医师	王新志教授治疗中风后"脚挛急"的临床经验和用药规律分析
72	王博	女	2017—2020年	中国中医科学院		住院医师	通关缩泉饮联合针刺八髎穴治疗缺血性脑卒中后急迫性尿失禁的临床研究
73	孙永康	男	2017—2020年	河南中医药大学		住院医师	王新志教授辨治中风后排便异常学术思想研究
74	徐方飚	男	2018—2021年	河南中医药大学		住院医师	
75	李明远	男	2019—2022年	河南中医药大学		住院医师	
76	孙田烨	女	2019—2022年	河南中医药大学		住院医师	
77	宋研博	男	2020年至今	河南中医药大学		住院医师	
78	崔馨月	女	2020年至今	河南中医药大学		住院医师	
79	潘媛媛	女	2020年至今	河南中医药大学		住院医师	
80	刘文博	男	2021年至今	河南中医药大学		住院医师	
81	吴易俊	男	2021年至今	河南中医药大学		住院医师	
82	姜爽	女	2021年至今	河南中医药大学		住院医师	
83	廖豪豪	男	2021年至今	河南中医药大学		住院医师	
84	余欢	女	2022年至今	河南中医药大学		住院医师	

续表

序号	姓名	性别	学习时间	现工作单位	职务	职称	毕业论文
85	吕淑怡	女	2022年至今	河南中医药大学		住院医师	
86	岳刘平	女	2022年至今	河南中医药大学		住院医师	
87	韩瑾	女	2022年至今	河南中医药大学		住院医师	

5.拜师弟子16人

序号	姓名	性别	拜师时间	现工作单位	职务	职称
1	梁增坤	男	2017年	中牟县中医院	科主任	副主任医师
2	杨占锋	男	2017年	临颍县中医院	科主任	副主任医师
3	吴向东	男	2018年	平顶山中医院	科主任	主任医师
4	杨士杰	男	2018年	平顶山中医院		副主任医师
5	刘彬	男	2017年	信阳淮滨芦集医院	医务科长	主治医师
6	肖忠源	男	2018年	武陟县中医院	科主任	副主任医师
7	王小玮	男	2017年	沁阳市中医院	科主任	副主任医师
8	杨令湖	男	2017年	沁阳市中医院	科主任	副主任医师
9	赵丽娜	女	2017年	巩义市中医院	科主任	副主任医师
10	张鸿彬	男	2017年	巩义市中医院		主治医师
11	孙国平	男	2018年	沁阳市中医院	科主任	副主任医师
12	连学雷	男	2018年	沁阳市中医院		主治医师
13	朱公平	男	2018年	沁阳市中医院	科副主任	副主任医师
14	赵宇	男	2018年	沁阳市中医院		副主任医师
15	郭伟霞	女	2018年	南阳张仲景医院		主治医师
16	王聪	女	2018年	南阳张仲景医院		主治医师